Birgit Feliz Carrasco

Mond-Yoga

BIRGIT FELIZ CARRASCO

MOND YOGA

DIE HEILSAME KRAFT
DER MONDRHYTHMEN NUTZEN

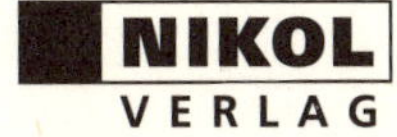

Die Erstausgabe erschien 2013 bei der Droemerschen Verlagsanstalt
Th. Knaur Nachf. GmbH & Co. KG, München.

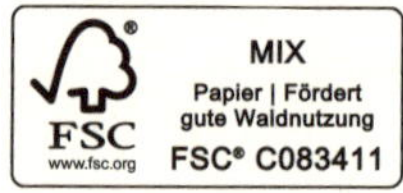

1. Auflage 2022

Satz: Andrea Mogwitz, München
Umschlaggestaltung: Nele Schütz Design
unter Verwendung von shutterstock/Katika
(Mond/Ornament), taslimaakter (Yoga-Girl)
Druck: CPI Moravia Books s.r.o.
Printed in the Czech Republic

ISBN: 978-3-86820-697-5

Besuchen Sie uns im Internet:
www.nikol-verlag.de

Es war, als hätt' der Himmel
die Erde still geküsst,
dass sie im Blütenschimmer
von ihm nun träumen müsst.

Die Luft ging durch die Felder,
die Ähren wogten sacht,
es rauschten leis' die Wälder,
so sternklar war die Nacht.

Und meine Seele spannte
weit ihre Flügel aus,
flog durch die stillen Lande,
als flöge sie nach Haus.

Joseph von Eichendorff: Mondnacht

Inhalt

Vorwort

Liebe Leser, liebe Freunde des Mondes und des Yoga,

sind Sie auf der Suche nach einem natürlicheren Lebensstil? Sehnen Sie sich danach, ein harmonisches Leben zu leben und Ihrem Körper die Ausgewogenheit zu geben, die er benötigt, um lange gesund zu bleiben?

Unsere Lebensweise ist künstlich. Unser Lebensstil ist von Termindruck, Kalendern und Daten bestimmt, die der Mensch sich erschaffen hat, um die Gesellschaft und vor allem seine Arbeit zu organisieren. Der ursprüngliche, biologische Rhythmus des Körpers ist im Zuge der Entwicklung moderner Zivilisation durcheinandergeraten, weil die Pflichten immer weiter gewachsen sind und die Muße weiter und weiter minimiert wurde. Seit der Verbreitung von Elektrizität und der Erfindung der Glühbirne hat der Mensch sich vom natürlichen Lebensrhythmus entfernt, da durch künstliche Beleuchtung der Tag jederzeit verlängert werden und sogar die Nacht gänzlich zum Tag gemacht werden kann. Der lebenswichtige Einfluss von Sonne- und Mondlicht für den natürlichen Biorhythmus des Körpers wurde mit der industriellen Fertigung der Glühbirne (ab zirka 1880) minimiert und geriet allmählich in Vergessenheit – ein schleichender Vorgang.

Wir freuen uns, wenn die Sonne scheint, wenn nach den dunklen Monaten des Winters endlich die Natur unter dem Einfluss der Sonne wieder zu grünen und zu blühen beginnt. Um die positiven Auswirkungen der Sonnenstrahlen auf den menschlichen Körper zu spüren, bedarf es nur eines Spaziergangs im Freien oder eines Latte macchiato in der Sonne vor dem Straßencafé.

Aber wer macht sich in der von Kunstlicht gesteuerten Welt bewusst, dass auch die Rhythmen der Mondphasen und das durch den Mond reflektierte Licht der Sonne einen wesentlichen Einfluss auf die biochemischen Vorgänge im Körper und auf das Befinden des Menschen haben?

Mondkalender weisen den Weg eines alltäglichen Lebens durch die Phasen des Mondes und zeigen seinen Einfluss auf die Lebewesen der Erde. Diese Kalendarien sind sehr beliebt, und wer nach ihnen lebt und plant, sich danach ernährt und sich nach den Zyklen des Mondes um Pflanzen und Tiere kümmert, weiß um den wohltuenden und fördernden Einfluss des Mondes. Pflanzen wachsen besser, wenn sie zu bestimmen Zeiten gedüngt werden, Bauern ernten zu spezifischen Mondzeiten, und bei Vollmond werden Tier und Mensch entweder nervös oder müde. Die Anziehungskraft des Mondes bewegt die Weltmeere zu Ebbe und Flut, und so ist es nicht verwunderlich, dass auch alle Lebensformen, die von Wasser durchdrungen sind (wie auch der Mensch zu zirka siebzig Prozent aus Wasser besteht), ebenfalls von der Anziehungskraft des Mondes beeinflusst werden. Wer wieder natürlicher leben möchte, tut gut daran, sich vom künstlich gesteuerten Leben zumindest mental zu befreien und mehr Einklang mit der Natur und den Gestirnen anzustreben – unabhängig von der Frage, ob wir in ländlicher Idylle oder in wuseliger städtischer Umgebung leben.

Dann stellt sich aber die Frage, wie wir die Kraft des Mondes wieder besser für den menschlichen Biorhythmus und zur Gesundung von Körper und Geist nutzen können und dabei über die hilfreichen Tipps des Mondkalenders, beispielsweise fürs Haareschneiden und die Schönheitspflege, hinausgehen.

An dieser Stelle tritt das Lebens- und Bewegungskonzept des Yoga auf die Bildfläche, denn Yoga war und ist eine ideale Möglichkeit, Körper und Geist zu harmonisieren, zu gesunden und den Yoga-Praktizierenden in die Geheimnisse eines natürlichen Lebens einzuweihen – und wird es immer sein. Der Lebensstil des spirituellen Yoga hat Wurzeln, die 5000 Jahre zurückreichen; das sehr populäre Hatha-Yoga mit seinen zahlreichen Körperübungen kann immerhin auf eine Entstehungsgeschichte vor etwa 600 Jahren verweisen, also weit vor der Zeit des künstlichen Lichts und der computergesteuerten Lebenszyklen. Yoga hat Jahrtausende überlebt und erfährt dieser Tage eine Renaissance globalen Ausmaßes. Dahinter steckt mit Sicherheit die Sehnsucht nach einem natürlicheren Lebensstil. Nichts liegt also näher, als dass wir zwei bewährte, traditionelle Systeme zusammenführen, die keines Beweises für die positive Wirkung auf das Wohlbefinden und die Gesundheit des Menschen mehr bedürfen: Yoga und das Leben nach den Rhythmen des Mondes.

Der Rhythmus des Lebens ist der gemeinsame Nenner und die verbindende Brücke zwischen dem Konzept des Yoga und den kosmischen Zyklen des Mondes. Das gesamte menschliche Leben ist von Rhythmen gesteuert: Geburt und Tod, Wachen und Schlafen, Einatmen und Ausatmen, das Öffnen und Schließen der Augenlider, Nahrungsaufnahme und Ausscheidung, wiederkehrende hormonelle Zyklen und überdies der sonore Herzschlag, der in einem ruhigen, unaufhörlichen Rhythmus die Lebenskraft steuert.

So wie das körperliche Leben ist auch der Planet Erde von pulsierenden Rhythmen durchdrungen, und das Sonnensystem und der gesamte Kosmos unterliegen Zyklen des Wandels. Es wäre naiv, zu glauben, dass der Mensch alles steuern und verändern kann – gegen die Gesetzmäßigkeiten der Natur, des Universums und gegen die Schöpfung, deren Macht weit größer und unfassbarer ist, als der Verstand es sich überhaupt vorstellen kann. Diese naive Vorstellung, alles beherrschen zu können, hat in den vergangenen Jahrzehnten in eine falsche Richtung geführt: hin zu einem künstlichen, fremdbestimmten und letztlich unglücklichen Lebensstil.

Die Vereinigung von Mond und Yoga möge für die Menschen ein hilfreiches Mittel sein, zurück zu mehr Natürlichkeit, Gesundheit und Dankbarkeit zu gelangen, um die Demut über das Wunder des Lebens wieder besser schätzen zu lernen.

Ihre Birgit Feliz Carrasco

Yoga und Mondphasen – ein perfektes Paar

Erde und Menschen sind ein Teil des Ganzen

Jedes Wesen auf der Erde wird von den Zyklen des Mondes beeinflusst. Diese Einflussnahme auf den Körper ist besonders zu Phasen des Vollmonds oder Neumonds zu spüren – allerdings wird sie von den meisten Menschen nicht bewusst wahrgenommen. Die zunehmende Sensibilität zu Vollmondphasen wird oft als Empfindung unterdrückt oder als Unsinn abgetan – dennoch ist die Gereiztheit vieler Menschen bei vollem Mond offensichtlich und drückt sich mitunter durch Nervosität, Schlafstörungen, Übellaunigkeit oder einfach verstärktes Hupen im Straßenverkehr aus. Manche schlafen aber auch besonders gut in Vollmondnächten, sind müde und empfinden ihren Körper als schwer. Wie auch immer: einmal im Monat spüren viele Menschen den Einfluss des einzigen Erdtrabanten.

Der Einfluss des Mondes ist jedoch nicht nur zu Zeiten des Vollmondes vorhanden, sondern in verschiedenen Ausprägungen während des gesamten Mondzyklus. Alle Gestirne am Himmel sind systemisch miteinander verbunden und bilden eine Familie aus Sonnen und Planeten, die durch Anziehungskraft, Licht und elliptische Bewegungen miteinander verbunden sind. Die Erde und ihre Bewohner stellen keine Ausnahme dar, wie manch einer – beschäftigt mit seinen Alltagssorgen – vielleicht glauben mag.

Jeder Organismus auf Erden ist abhängig von Sonnenlicht und reagiert auf den Einfluss des Mondes, der die Erde umkreist und damit unterschiedliche Anziehungskräfte auf die Wesen und Elemente auf der Erdoberfläche ausübt. Der menschliche Körper reagiert mit unterschiedlichen energetischen Phasen, in denen mal mehr, mal weniger Leistungskraft mentaler und physischer Art zur Verfügung steht.

Die Praxis des Hatha-Yoga zur Vitalisierung des Körpers dient seit jeher der bewussten Auseinandersetzung mit den Befindlichkeiten des Körpers und der persönlichen mentalen Lage. Yoga ist jeden Tag eine Statusanalyse des eigenen Selbst. Wenn also der Mensch ebenfalls ein Teil des Ganzen, des großen Kosmos ist, der zyklische Perioden der Veränderung durchläuft – was liegt dann näher, als die persönliche Übungspraxis des Yoga den Rhythmen des Mondes anzupassen?

Yoga-Beobachtungen unter dem Einfluss des Mondes

Bei meiner eigenen Yoga-Praxis sowie im jahrzehntelangen Unterricht ist mir immer wieder aufgefallen, dass die Körper zahlreicher Yoga-Schüler wie auch mein eigener Körper zu bestimmten Zeiten des Monats unterschiedliche Befindlichkeiten aufweisen. Beispielsweise werden an manchen Tagen die Schultern und Arme als besonders schwer und unbeweglich empfunden, an anderen Tagen ist der Brustkorb subjektiv steifer, und wiederum in anderen Phasen des Zyklus sind die Beine weniger dehnbar. Da dies immer ganze Gruppen und nicht nur einzelne Personen betrifft, notierte ich über Jahre diese Tagesbefindlichkeiten und suchte Antworten für die auffallende Synchronizität bei Yoga-Gruppen. Die Antworten fand ich schließlich in den Rhythmen des Mondes.

Der Mond, als unmittelbarer und sehr naher Nachbar der Erde im großen, weiten Universum, beeinflusst die naturgebundenen Vorgänge auf der Erde und die physiologischen Aktivitäten des Körpers. Dies macht sich nicht nur mit abnehmenden und zunehmenden Mondzyklen bemerkbar: Je nach der Stellung des Mondes zu den zwölf Sternzeichen verändern sich auch die körperlichen Energien und Vitalitäten des Menschen. Passiert der Mond beispielsweise das Sternzeichen des Stiers, sind die Nacken der Yoga-Schüler besonders verspannt und schwerfällig. Das Zeichen des Zwillings beeinflusst die Flexibilität des Brustkorbes, und der Mond im Einfluss des Tierkreiszeichens Schütze macht die Beine subjektiv wie auch objektiv steifer als sonst. Im Alltag ist dies unter Umständen nicht spürbar, aber die Praxis des Yoga macht die Körperverfassung deutlich – was ja unter anderem Sinn und Zweck des Yoga ist.

Ich erstellte also Tabellen, studierte diverse Mondkalender und entsprechende Fachliteratur und fand heraus, dass je nach Einflussnahme des Mondes im Zusammenhang mit den Tierkreiszeichen die Yoga-Praxis angepasst werden sollte, um diese hilfreicher und noch förderlicher für die Gesundheit des Menschen zu gestalten.

Folgende Regeln finde ich für die Praxis des Yoga generell und besonders im Einklang mit den Mondphasen beachtenswert und hilfreich:

- Die individuellen und tagesaktuellen Grenzen des Körpers wahrnehmen und respektieren.
- Keine Körperbewegungen und -dehnungen erzwingen, wenn dies tagesaktuell nicht möglich ist.
- Sanfte und gezielte Bewegungen für die jeweilige Körperregion bevorzugen, die vom Sternzeichen im Zodiak des Mondes dominiert wird.

Hatha-Yoga: Yoga-Energie von Sonne und Mond

Das altindische Wort »Hatha« setzt sich aus zwei Silben zusammen, die Sonne (Ha) und Mond (Tha) bedeuten und damit auf ein feinenergetisches System verweisen, dessen Harmonisierung die Praxis des Yoga anstrebt. Die kraftvollen Energien im Körper, repräsentiert durch das aktivierende Sonnenlicht, werden mit den regenerierenden Energien des Mondes ausgeglichen – dies ist die Zielsetzung des Hatha-Yoga.

La Luna ist die weise Energie des Himmels, die für Ausgleich und Regeneration der Lebewesen sorgt. Die Sonne verleiht Kraft und Stärke, der Mond Einkehr und Harmonie.

Die Anpassung der Yoga-Praxis in Harmonie mit den Mondzyklen ist wiederum die Zielsetzung dieses Mond-Yoga-Buches. Die Beschreibungen und die Auswahl der Hatha-Yoga-Übungen sind so zusammengestellt, dass sie für jede Person nachvollziehbar sind und die Anleitungen zu den Übungen leicht befolgt werden können.

Körperzonen und Sternbilder

Der Körper ist in unterschiedliche Zonen eingeteilt, die verschiedene Organbereiche umfassen. Wie Ihnen vielleicht aus der Astrologie bekannt ist, sind auch jedem Sternbild spezifische Organe und Körperzonen zugeordnet, und die langjährige Praxis des

Hatha-Yoga hat bewiesen, dass exakt zu den Zeiten, zu denen der Mond bestimmte Sternbilder passiert (was in der Regel ein bis drei Tage dauert), die zugeordneten Organe und Körperregionen besonders intensiv auf die Hatha-Yoga-Praxis ansprechen. Daher ist der Übungsteil dieses Buches nach den Sternzeichen geordnet; in den einzelnen Kapiteln wird die Funktion der Organe und Körperteile erläutert, um die idealen Yogaübungen für die jeweilige Mondphase zu entwickeln.

Dieses Buch erhebt nicht den Anspruch, möglichst viele oder gar alle Yogapositionen vorzustellen, sondern soll dem Übenden gezielt die passende Anstrengung für die jeweilige Mondphase empfehlen. So wird die heilsame Wirkung des Yoga auf den Körper verbessert und die Gesundheit gefördert. Üben Sie die zum Sternbild passenden Asanas an den entsprechenden Tagen im Mondkalender verstärkt, und ergänzen Sie Ihre Hatha-Yogapraxis mit anderen Asanas zum Aufwärmen und nach Ihren persönlichen Präferenzen.

Das Buch erhebt ferner auch nicht den Anspruch, ein Yogaprogramm für Ihr Geburtssternzeichen (Horoskop) aufzuzeigen. Allerdings werden Ihnen beim aufmerksamen Lesen vermutlich Parallelen zwischen den körperlichen Themen des jeweiligen Sternbildes und Ihrer persönlichen Konstitution auffallen.

Feinstoffliche Energien der Mondphasen

Die unterschiedlichen Kraftimpulse und feinstofflichen Energien, mit denen der Mond das natürliche Leben auf der Erde beeinflusst, werden in drei Gruppen eingeteilt:

- *Vier Mondphasen:* Neumond, zunehmender Mond, Vollmond und abnehmender Mond
- *Wirkung der Tierkreiszeichen:* Ihre körperliche Thematik tritt ein, wenn der Mond auf seiner Bahn über den Himmel die jeweiligen Sternzeichen durchschreitet.
- *Aufsteigende und absteigende Energien* des Mondes im Einklang mit den Jahreszeiten und den entsprechenden Sternzeichen

Die drei Kräfte sind unterschiedlich deutlich spürbar – je nach Empfangsbereitschaft des Menschen, aber auch je nach der Graduierung des eher künstlich oder eher natürlich beeinflussten Lebensstils einer Person. Die regelmäßige Praxis von Hatha-Yoga (am besten täglich, mindestens aber mehrmals pro Woche) ist bereits ein heilsamer Beitrag auf dem Weg zu einem natürlicheren Lebensstil, der die Bedürfnisse des Körpers nach Dehnung und ungewohnter Bewegung einerseits und den Wunsch des Geistes nach Ruhe und Konzentration andererseits befriedigt. Wird nun die Yoga-Praxis mit der Schwingung und dem feinstofflichen Wirken der Mondzyklen in Einklang gebracht, so vertieft sich der wohltuende Einfluss des Yoga um ein Vielfaches.

Der Rhythmus der vier Mondphasen

Neumond ●

Der Neumond steht am Beginn eines neuen Mondzyklus, der achtundzwanzig Tage dauert. Die Rotation des Mondes um die Erde und die Anziehungskraft der Erde binden den Trabanten an unseren Planeten. Wenn der Mond – von der Erde aus gesehen –

direkt zwischen Erde und Sonne steht, wird nur seine Rückseite von der Sonne angestrahlt. Dies macht den Mond von der Erde aus gesehen für einige Stunden unsichtbar. Daher wird der Neumond als dunkel gefüllter Kreis dargestellt – ein Mond ohne jegliche Sonnenlicht-Reflexion.

Mit dem Neumond ist ein Moment des Innehaltens im Zyklus des Mondes spürbar, ein Stillstand in positiver Sinneswahrnehmung, eine Zeit des Durchatmens und des Neubeginns. Kurz darauf folgt eine Phase der Neuorientierung, des Aufbaus und der typischen Zuversicht, die jedem Neubeginn innewohnt. Es ist im Mondzyklus die ideale Zeit, um neue Projekte und Vorhaben zu starten und neue Ziele ins Auge zu fassen. Physiologisch ist die Entgiftungsbereitschaft des Körpers zu Neumond am stärksten, da Altes abgeschlossen und losgelassen werden kann. Es ist heilsam, vor und zu Neumond-Tagen dem Körper Zeit zum Loslassen und Entschlacken zu geben.

Zunehmender Mond ☽

Wenige Stunden nach Neumond ist bereits wieder das Licht der Sonne auf der Mondoberfläche sichtbar und wird zur Erde reflektiert. Die Lichtsichel nimmt von rechts nach links zu, woraus die Regel abgeleitet wurde, dass ein altdeutsches »z« mit der Mondsichel zu zeichnen möglich ist und dies als Gedankenstütze für die zunehmende Mondphase gilt. Sechs Tage nimmt die Reflexion des Sonnenlichts auf den Mond zu, bis die Halbmondphase (◑) erreicht ist. Bis zum Vollmond sind es ab Neumond etwa dreizehn Tage. In diesem Zyklus wirken alle aufbauenden Maßnahmen, alle nährenden und stärkenden Aktionen auf den Körper besonders gut (auch die Kalorienzufuhr!). Positive Energien können besser gespeichert werden, Kreativität und Selbstbewusstsein nehmen in der zunehmenden Mondphase ebenfalls zu.

Vollmond ○

Je näher die Zeit des Vollmonds rückt, desto mehr sammelt der Körper und hält alles fest. Es entstehen Wasseransammlungen im Körper, was ihn schwerer und voller erscheinen lässt. Der Einfluss des Mondes auf die Erde nimmt zu, und die Weltmeere werden weit vom Ufer zurückgezogen. So wie auf die Meere wirkt die Energie des Mondes auch auf den Organismus: Wasser wird aus den Körperzellen gezogen und im Zellzwischenraum angelagert, was unter anderem die Blutungsneigung des Körpers verstärkt: Wunden bluten an Vollmond stärker. Salz- und fettreiche Nahrung wird bei zunehmendem Mond und Vollmond sehr gut verwertet, was für zu dünne Menschen gut, für Übergewichtige weniger gut ist, denn es lässt das Körpergewicht ansteigen.

Von der Sonne aus gesehen, befindet sich der Mond jetzt hinter der Erde und kann voll und ganz angestrahlt werden. Es ist die Zeit der großen Gefühle und Wünsche. Die volle, pralle Scheibe des Mondes hat zu jeder Epoche der Menschheitsgeschichte in vielen Kulturen zu Staunen und Bewunderung angeregt. Die Sensibilität von Tier und Mensch steigt um die Stunden des Vollmondes stark an und sollte nicht künstlich oder mit Willenskraft unterdrückt werden, sondern kann als Chance zu tiefen, meditativen Erkenntnissen genutzt werden. Allgemein sollten Regenerationsphasen und beruhigende Lebenselemente den Terminplan in der Vollmondphase bestimmen.

Abnehmender Mond ☾

Nach den wenigen Stunden des Vollmonds (der aber bei sensiblen Menschen meist über zwei bis drei Tage / Nächte spürbar ist) beginnt die etwa dreizehn- bis vierzehntägige Phase des abnehmenden Mondes.

Die Mondscheibe wird immer weniger von der Sonne angestrahlt, da der Mond sich allmählich wieder zwischen die Erde und die Sonne schiebt. Die Mondsichel nimmt von rechts nach links ab, der dunkle Teil des Mondes nimmt täglich zu, bis nur noch eine dünne Sichel mit Linksrundung (☾) sichtbar bleibt. Die Sichel entspricht einer Rundung eines »*a*« und dient so als Eselsbrücke für das Erkennen des abnehmenden Mondes.

In dieser Zeit wird der Körper fühlbar aktiver, vitaler und munterer. Es ist eine Zeit, in der Leib und Seele sich gut von Altlasten lösen können. Wer abnehmen oder entschlacken will, sollte entsprechende Maßnahmen mit dem abnehmenden Mond beginnen und die körperliche Bewegung sowie den Ernährungsplan darauf abstimmen. Bei abnehmendem Mond funktioniert auch die Gewichtsabnahme viel besser als bei zunehmendem Mond oder Vollmond.

Spürbarer Einfluss der zwölf Tierkreiszeichen

Während die Erde auf ihrer kosmischen Laufbahn innerhalb eines Jahres um die Sonne wandert, steht die Sonne (aus der Sicht der Erde) jeweils einen Monat lang in Konjugation mit einem der zwölf Tierkreiszeichen. Ebenso passiert der Mond während seiner einmonatigen Bahn um die Erde diese zwölf Sternbilder, wobei die Passage jeweils nur zwei bis drei Tage andauert.

Die zwölf Tierkreiszeichen stehen, neben diversen charakterlichen Eigenschaften, wie sie aus der Astrologie bekannt sind, jeweils für bestimmte Körperregionen. Der Mond in Konjugation mit den Tierkreiszeichen beeinflusst das Wohlergehen dieser Körperteile, was sich bei einer gezielten und bewussten Bewegung wie der Praxis des Hatha-Yoga bemerkbar macht. Meistens tut es gut, die betreffende Körperregion im Zeichen des Tierkreises zu bewegen, zu fördern und zu fordern. Allerdings gibt es auch Tage, an denen der Einfluss auf die Körperzonen so stark ist, dass gar nichts geht und diese Regionen besser ausgelassen werden. Niemand kennt Ihren Körper besser als Sie, und ich empfehle Ihnen, Ihren Körper unter dem Einfluss der Mond- und Sternzeichenzyklen achtsam zu beobachten. Wenn Sie also Ihre Yoga-Praxis nach den empfohlenen Übungen zusammenstellen, suchen Sie sich bitte die Asanas aus, die Ihnen guttun. Ich lege Ihnen ausdrücklich ans Herz, nichts bei der Praxis des Yoga erzwingen zu wollen, denn Leben im Rhythmus des Mondes und nach den spirituellen Prinzipien des Yoga bedeutet in erster Linie immerwährende Achtsamkeit sich selbst gegenüber.

Vitalisierung der Körperzonen im Zodiak

Der Zodiak der Tierkreiszeichen beginnt mit dem Zeichen des Widders und endet im Sternbild der Fische. Der Mond vollzieht während seines zirka vierwöchigen Umlaufs um die Erde je eine Passage von zwei bis drei Tagen unter dem Einfluss eines Sternbildes.

Allgemein gilt, dass die Pflege oder Mobilisierung der jeweiligen Körperzonen an den zugeordneten Tierkreistagen hilfreich ist, operative Eingriffe in den entsprechenden Körperregionen aber eher schädlich sind. Im Yoga wie im Lebensstil gilt es, Exzesse zu vermeiden. Hier ein kurzer Überblick über den Einfluss der Zeichen auf den Körper und die Praxis des Yoga:

- Das **Sternbild Widder** beeinflusst die Körperzone des Kopfes mit Gehirn, Augen, Nase und ist dem Organsystem der Sinneswahrnehmung zugeordnet.
- Das **Sternbild Stier** beherrscht Hals und Nacken, Mandeln, Ohren, Kehlkopf, Zähne und Kiefer.
- Das **Sternbild Zwillinge** beeinflusst Schultergelenke, Arme und Schlüsselbeine sowie die Atemorgane Bronchien und Lungen.
- Das **Sternbild Krebs** ist den Körperzonen des knöchernen Brustkorbes sowie der oberen Bauchregion mit den Organen Magen, Leber und Galle zugeordnet.
- Das **Sternbild Löwe** beeinflusst die Körperzone des Rückens und die Wirbelsäule, Zwerchfell (Hauptatemmuskel) sowie das Herz und die Blutgefäße.
- Das **Sternbild Jungfrau** ist den Bauchorganen Dünndarm und Dickdarm, der Bauchspeicheldrüse sowie der Milz als Teil des lymphatischen Systems des Körpers zugeordnet.
- Das **Sternbild Waage** ist für die Körperzone des inneren Beckens sowie die Organe Niere und Blase bedeutsam.
- Das **Sternbild Skorpion** beeinflusst die Funktion der Geschlechtsorgane sowie der Beckenbodenmuskulatur, also die Körperregion des Unterleibs.
- Das **Sternbild Schütze** beherrscht die Körperzonen der Hüften, der Oberschenkel und der Beinvenen.
- Das **Sternbild Steinbock** wird den knöchernen Körperanteilen und Gelenken, besonders Knien und Haut zugeordnet.
- Das **Sternbild Wassermann** beeinflusst die Muskeln und die Venen in der Körperregion der Unterschenkel.
- Das **Sternbild Fische** wird mit der Körperzone der Füße, der Zehen und der Fußreflexzonen in Verbindung gebracht.

Tagesenergien nutzen

Generell geht der primäre und intensivste Einfluss von den vier Mondphasen (Neumond, zunehmender Mond, Vollmond und abnehmender Mond) aus. Sie stehen also in der Hierarchie über der Wirkung der Tagesqualitäten, die vom Zodiak der Sternbilder geprägt werden. Die feinenergetischen Tagesqualitäten entstehen jedoch nicht nur aus den Dispositionen der Sternbilder, sondern auch durch Eigenschaften, die der Elementenlehre entspringen und den Mondphasen und dem Zodiak zugeordnet werden. Wer seinen Körper gesund erhalten will, tut gut daran, sich mit diesen feinenergetischen Prinzipien vertraut zu machen und die Ernährung des Körpers darauf abzustimmen.

Zunehmender Mond ☽
Zunehmender Mond führt zu, baut auf, absorbiert gut, lagert in Körperspeicher ein, sammelt Kraft und Energie. Dafür braucht der Körper Schonung und zum Vollmond hin mehr und mehr Entspannung und langen Schlaf.

Abnehmender Mond ☾
Abnehmender Mond entschlackt, schwemmt aus, schwitzt aus, lädt zur Reinigung und zum Loslassen ein bei einem grundsätzlichen aktiven und leistungsfähigen Körper. Der Abschluss dieser Phase ist der Neumond.

Tagesqualität Feuer / Wärme
Die Tierkreiszeichen Widder, Löwe und Schütze (pro Quartal ein Sternbild) dominieren mit dem Element Feuer (Feuer / Wärme); der Körper ist leichter erhitzbar und unter Um-

ständen auch erregbar. Gleichzeitig sind Feuer- / Wärmetage Perioden, an denen Eiweiß individuell gut oder weniger gut vertragen wird.

Tagesqualität Erde / Kälte

Die Elemente Erde / Kälte sind den Zeichen Stier, Jungfrau und Steinbock zugeordnet. Es sind Perioden, die die Aufnahme von Salz (Mineralien) in den Körper mehr oder weniger stark beeinflussen und gegen Kälte (auch im Sommer) empfindlicher machen.

Tagesqualität Licht

Lichttage sind Tage unter dem Element der Luft und den Tierkreiszeichen Zwillinge, Waage und Wassermann. An diesen Tagen werden Fette und Öle vom Körper besser oder weniger gut verstoffwechselt und das Licht der Sonne besser aufgenommen, aber auch Wind wirkt tiefer auf den Körper ein.

Tagesqualität Wasser

Die Zeichen Krebs, Skorpion und Fische werden mit dem Element Wasser verbunden und beeinflussen die Aufnahme von Kohlenhydraten. Wasseranwendungen wie Schwimmen, Baden oder Wasserwickel und Wassertrinkkuren sind an diesen Tagen angezeigt.

Aufsteigende und absteigende Energien

Die auf- und absteigenden Energien des Mondes sind körperlich weniger deutlich spürbar, da sie »nur« in zwei Perioden (quasi Halbjahre) eingeteilt werden. Dieser Energien beeinflussen die Rhythmen der Natur und des pflanzlichen Wachstums, sind also für die Landwirtschaft und bei der Ernte von Heilpflanzen von zentraler Bedeutung. Dennoch spüren auch Menschen Unterschiede zwischen den auf- und absteigenden Energieperioden, die nicht mit den zu- und abnehmenden Phasen des Mondes zu verwechseln sind. Der Wechsel dieser Kraft- und Wachstumsperioden hängt wiederum mit den Tierkreiszeichen und der Winter- und Sommersonnenwende am 21. Dezember und 21. Juni zusammen. Die Kraft der Sonne und des Mondes nehmen an diesen Wendepunkten zu oder ab und werden in zwei Halbjahre der Tierkreiszeichen eingeteilt:

Aufsteigende Energie des Mondes ⇧: Vom 21. Dezember bis zum 21. Juni herrschen im Tierkreis die Zeichen Schütze, Steinbock, Wassermann, Fische, Widder, Stier, Zwilling.
Absteigende Energie des Mondes ⇩: Vom 21. Juni bis zum 21. Dezember herrschen die Zeichen Zwilling, Krebs, Löwe, Jungfrau, Waage, Skorpion, Schütze.
Die Zeichen Schütze und Zwilling werden unter den Aspekten der auf- und absteigenden Kräfte als Wendepunkte und als ausgewogene Perioden angesehen.

Tipps für die Übungspraxis des Yoga

- Falls Sie Yoga-Anfänger sind, lassen Sie sich die Asana-Positionen von einer erfahrenen Yogalehrerin oder einem Lehrer zeigen. Berücksichtigen Sie dabei Ihre persönliche Konstitution und beachten Sie die Belange Ihres individuellen Bewegungsapparates.
- Üben Sie nur, wenn Sie sich wohl fühlen, hören Sie stets auf die Grenzen, die Ihr Körper Ihnen aufzeigt, und arbeiten Sie geduldig, liebevoll und regelmäßig an der Erweiterung dieser Grenzen.
- Üben Sie am besten barfuß auf einer rutschfesten Yogamatte – das erdet Sie und gibt Ihnen Sicherheit bei der Ausführung der Übungen.
- Dehnen und strecken Sie sich ausgiebig vor Ihrer Übungspraxis, um Ihre Muskeln und Gelenke aufzuwärmen.
- Praktizieren Sie die Übungen immer in einer Reihenfolge von leicht bis schwer, also erst Asanas mit geringen Herausforderungen, danach nehmen Sie Positionen ein, die schwieriger sind.
- Nehmen Sie so exakt wie möglich die Ausgangsposition ein oder korrigieren Sie sie nötigenfalls – desto besser gelingt die Asana.
- Suchen Sie die für Sie individuell passende und ideale Position in der Asana.
- Verlassen Sie die Yogahaltung wieder genauso achtsam Schritt für Schritt, wie Sie sie aufgebaut haben.
- Nehmen Sie sich stets Zeit zum Nachspüren – auch das gehört zur Übungspraxis des Yoga.
- Lassen Sie Ihre Atmung während der Übungen tief und gleichmäßig fließen.

- Steigern Sie sich Tag für Tag, Woche für Woche, Monat für Monat.
- Die Verweildauer für die Übung ist jeweils angegeben – verlassen Sie die Haltung früher, wenn Ihr Körper es wünscht.
- Wiederholen Sie die Übungen zweimal bzw. je einmal pro Körperseite nach links und rechts.
- Wenn es Ihnen guttut und Sie Ihre tägliche Yogapraxis verlängern wollen, nehmen Sie Asanas aus den unmittelbar angrenzenden Qualitäten der Sternbilder.

Generell wirkt jede Yoga-Übung immer auf mehrere Bereiche des Körpers, dennoch gibt es stets einige Hauptwirkungskriterien. Die Asanas in diesem Buch wurden den Energien des Tages unter den Aspekten der Tierkreiszeichen zugeordnet und sind unterschiedlich anspruchsvoll, so dass für jeden etwas dabei ist. Sollten Sie sich bei der Ausführung einer Position unsicher sein, fragen Sie einen fachkundigen Yoga-Lehrer. Üben Sie Haṭha-Yoga nur, wenn Sie gesund sind.

Sie werden feststellen, dass Ihre Yoga-Übungspraxis bei abnehmendem Mond und zu Neumond leichterfällt als bei zunehmendem Mond oder zu Vollmond. Verzagen Sie nicht, erzwingen Sie nichts, sondern beherzigen Sie stets die grundsätzlichste aller Yoga-Weisheiten: Lachen ist die wichtigste Yoga-Übung!

Üben Sie die Asanas NICHT in der Kapitelreihenfolge, sondern nach den Passagen des Mondes durch die Tierkreiszeichen, wie die Tabellen im Anhang zeigen.

Kopfgesteuert: der Mond im Zeichen des Widders

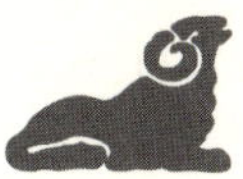

Der Kopf ist das Erste, das bei der Geburt das Licht der Welt erblickt. So wie das Sternbild des Widders den zwölfteiligen Zodiak eröffnet, startet die Wahrnehmung des Lebens auf Erden mit der Körperzone des Kopfes. Der Kopf des Menschen ist mehr als jeder andere Körperteil ein Symbol für die Aufrichtung des Erdenbewohners Mensch zu einem bewusst agierenden und handelnden Wesen, das sich seine Umgebung zunutze macht wie kein anderes Lebewesen auf diesem Planeten. Dies ist nicht immer zum Vorteil der Umwelt, weshalb alle Yogaübungen, die auf den Kopfbereich wirken, im übertragenen Sinne auch Übungen der Demut und der Reflexion sind, die den Yoga-Praktizierenden dazu führen, die Welt mit anderen Augen zu sehen und das eigene Wirken auf der Welt selbstkritisch zu betrachten sowie gegebenenfalls zu ändern. Das Konzept des Yoga führt durch die Praxis des Hatha-Yoga weit über körperliche Bewegungen hinaus, hin zur inneren, mentalen und spirituellen Bewegung und Flexibilität der Persönlichkeit.

Der Mensch ist ein kopfgesteuertes Wesen, das kaum noch instinktiv oder intuitiv handelt. Ein vollgepackter Kopf ist in Alltag und Beruf das auffälligste Merkmal eines erfolgreichen, leistungsfähigen Menschen, der rationale Entscheidungen trifft und danach handelt. Die Schöpfung hat die meisten Sinnesorgane im Kopfbereich beheimatet. Sehen, Hören, Riechen und Schmecken werden in der Zentrale des Großhirns verarbeitet und bewertet, so dass programmierte Reaktionen erfolgen können. Tasten und Fühlen werden eher vom Rest des Körpers wahrgenommen, jedoch letztlich auch durch das übergeordnete Gehirn interpretiert.

Ab dem Moment der Geburt prägen Sinneswahrnehmungen den heranwachsenden Menschen, und die ersten Eindrücke der Kinderjahre werden ihn ein ganzes Leben lang prägen. Das Sternbild Widder beeinflusst die Körperzone des Kopfes mit Gehirn, Augen, Nase und das gesamte Organsystem der Sinneswahrnehmung in ihrer Empfindlichkeit. Es ist heilsam, an Widder-Tagen die verstärkte Sinneswahrnehmung zu fördern, indem man für meditative Ruhe sorgt und die Sinne auf das Innere richtet. Überreizte Sinne führen unter Umständen auch zu Überreaktionen. Achten Sie an solchen Tagen darauf, nicht wie ein Widder mit dem Kopf durch die Wand zu wollen, sondern halten Sie mit Ihren subtilen Sinnen Ausschau nach alternativen Möglichkeiten, um etwas Gewünschtes zu erreichen, oder überdenken Sie Ihre Ziele. Atmen Sie tief durch, lassen Sie in Ihrer Vorstellung mit der Ausatmung alles aus dem Inneren des Kopfes nach außen fließen – so werden alle Entscheidungen leichterfallen und behutsam das Licht der Welt erblicken.

Das Sternbild Widder wird dem Element des Feuers zugeordnet. Tage der Mondpassage durch dieses Sternzeichen sind also sogenannte Wärmetage, weshalb hitzige Ausbrüche besonders vermieden werden sollten. Die feinstoffliche Tagesenergie beeinflusst die Aufnahme von Eiweiß im Körper. Je nach Mondphase (abnehmender oder zunehmender Mond) wird an Widder-Tagen Protein gut oder weniger gut vom Körper vertragen, allerdings ist dies auch typbedingt. Wenn Sie Ihre Ernährung optimieren möchten, probieren Sie einfach einmal zwei Monate lang aus, welche Nahrungsbausteine (Kohlenhydrate, Proteine, Fette) Ihnen an den jeweiligen Mondtagen guttun oder schlechter verarbeitet werden. Mit dieser Erkenntnis können Sie dann Ihre Ernährungsgewohnheiten dem Mondkalender anpassen.

Die »Kopftage« unter der Mondpassage durch das Sternbild Widder führen gegebenenfalls zu körperlichen Beschwerden wie Kopfschmerzen, Migräne, Lichtempfindlichkeit, nervöser Unruhe und Gereiztheit. Um solchen Symptomen vorzubeugen oder diese abzumildern, hilft das Trinken von klarem Quellwasser ohne künstliche Kohlensäure, das in großer Menge, jedoch in kleinen Schlucken getrunken wird. Denken Sie daran, dass trotz aller Anforderungen der äußeren Welt Ihre Gesundheit stets die oberste Priorität besitzen soll. Suchen Sie an Widder-Tagen Ruhe und innere Gelassenheit und praktizieren Sie von den folgenden Yogaübungen die, die Ihnen guttun und Ihr Wohlbefinden fördern.

Wie liegt im Mondenlichte
begraben nun die Welt;
wie selig ist der Friede,
der sie umfangen hält.
Die Winde müssen schweigen,
so sanft ist dieser Schein;
sie säuseln nur und weben
und schlafen endlich ein.

Theodor Storm

»Die Kind-Haltung« (Pindasana) beruhigt den Geist und macht den Übenden dankbar und demütig

› Setzen Sie sich mit angewinkelten Beinen auf die Yogamatte und plazieren Sie Ihren Po auf den Fersen zum Fersensitz.
› Neigen Sie Ihren Oberkörper mit rundem Rücken nach vorne.
› Legen Sie die Hände übereinanderliegend nahe zu den Knien und legen Sie Ihre Stirn auf den Handrücken ab.
› Atmen Sie tief und lassen Sie Ihren Kopf zur Erde sinken.
› Lassen Sie alle Muskelanspannung aus Nacken, Rücken, Schultern und Armen zur Erde fließen.
› Entspannen Sie sich in dieser Haltung.
› Verweilen Sie, solange Ihnen die Haltung guttut; dann rollen Sie den Oberkörper, gestützt durch die Hände, mit rundem Rücken und langem Nacken langsam nach oben auf.

Tipp: Die Übung ist hilfreich bei leichten Kopfschmerzen. Bei starkem Kopfweh oder hohem Blutdruck diese Asana eher meiden!

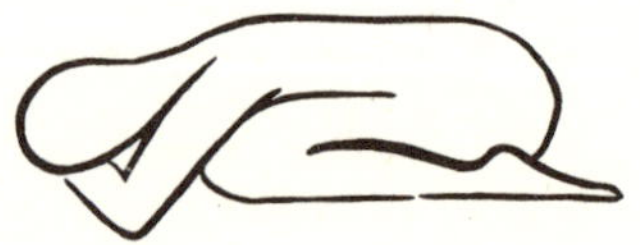

»Der Kniekuss 1« (Uttanasana 1) fördert die Durchblutung des Kopfes und löst schwere Gedanken

- Stellen Sie sich aufrecht (Füße hüftbreit) hin und heben Sie die Arme einatmend über den Kopf.
- Winkeln Sie die Kniegelenke etwas an und beugen Sie sich mit Armen und Rumpf weit gestreckt nach vorne.
- Ausatmend neigen Sie Ihren Oberkörper nach unten und berühren mit den Händen die Erde.
- Atmen Sie wieder tief ein; ausatmend legen Sie Ihre Unterarme hinter die Waden.
- Ziehen Sie Kopf, Schultern und Brust nahe zu den Beinen.
- Atmen Sie zehnmal kräftig und bewusst ein und aus.
- Dann lösen Sie die Hände von den Waden, lassen Sie Ihren Oberkörper für einige Atemzüge locker aushängen.
- Anschließend rollen Sie sich mit rundem Rücken wieder sanft nach oben auf und wiederholen die Übung.

Tipp: In der Haltung tief atmen, um Kreislauf und Kopfdurchblutung anzuregen. Während der Menstruation besonders achtsam ausführen, bei hohem Blutdruck meiden!

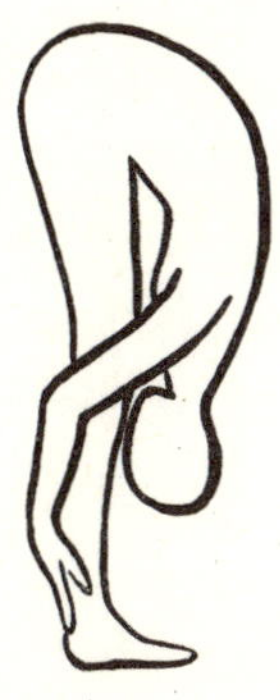

»Die Drehung im Stehen« macht den Kopf klar und fördert die Konzentrationsfähigkeit

› Stellen Sie sich barfuß auf einen Platz mit viel Freiraum.
› Breiten Sie Ihre Arme links und rechts in Schulterhöhe aus.
› Heben Sie die Fersen an und stellen Sie sich auf Ihre Zehenballen.
› Drehen Sie sich nun (schnell oder langsam) um Ihre eigene Achse nach rechts.
› Drehen Sie sich fünf- bis siebenmal und halten Sie sofort nach dem Abstoppen Ihre ausgestreckten Arme vor sich.
› Blicken Sie auf Ihre erhobenen Daumen, die Ihnen als Fixpunkte gegen Schwindel dienen.
› Anschließend drehen Sie sich nach links mit fünf bis sieben Umdrehungen und stoppen auf die gleiche Weise.

Tipp: Auf freien Raum vor Beginn der Drehung achten! Bei Neigung zu Schwindel diese Asana nicht ausführen!

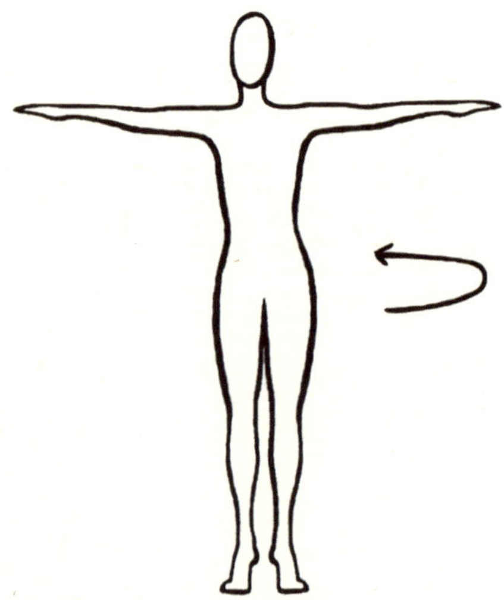

»Der Hase« (Salamba Sirshasana) erdet das Scheitel-Chakra und erhöht die Konzentrationsfähigkeit

- Setzen Sie sich im Fersensitz auf die Yogamatte.
- Nehmen Sie die Hände nach vorne und neigen Sie Ihren Oberkörper mit eingerolltem Kopf nach vorne.
- Heben Sie den Po etwas.
- Legen Sie Ihre Stirn nahe zu den Knien und bringen Sie den Scheitel zur Erde.
- Umfassen Sie Ihre Fersen und verweilen Sie einige Atemzüge in der Position mit leichtem Druck auf den Scheitel des Kopfes.
- Rollen Sie sich anschließend langsam nach oben auf.
- Spüren Sie nach und wiederholen Sie die Übung an einem anderen Widder-Tag.

Tipp: Die Übung hilft vorbeugend gegen Kopfschmerzen, sollte aber nicht bei akuten Kopfschmerzen oder Bluthochdruck praktiziert werden.

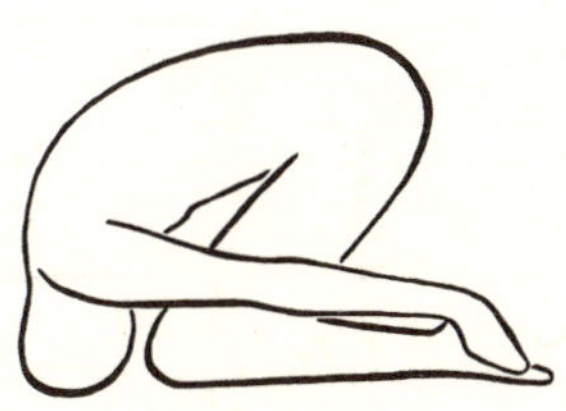

»Die Hund-Haltung 2« (Adho Mukha Svanasana 2) fördert die Durchblutung des Kopfes

- › Gehen Sie in den Vierfüßlerstand und legen Sie die Unterarme zur Erde ab.
- › Plazieren Sie die Ellbogen in Schulterbreite und stellen Sie Ihre Zehenballen auf.
- › Einatmend heben Sie den Po an.
- › Stützen Sie sich fest auf die Unterarme, strecken Sie die Kniekehlen und versuchen Sie die Fersen nahe zur Erde zu bringen.
- › Berühren Sie sanft mit der Stirn oder dem Scheitel die Erde, ohne das Gewicht des Körpers auf den Kopf zu verlagern.
- › Gehen Sie zurück in den Vierfüßlerstand und spüren Sie in der Kind-Haltung nach, bevor Sie die Übung wiederholen.

Tipp: Zum Aufwärmen der Armmuskeln vorher »Die Katze« (Sternbild Löwe) und »Die Hund-Haltung 1« (Sternbild Wassermann) praktizieren!

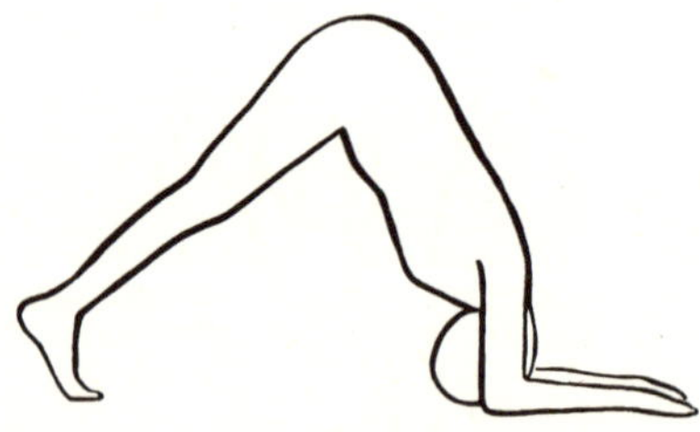

»Der Kniekuss 2« (Uttanasana 2) lockert den Nacken und intensiviert anschließend die Kopfdurchblutung

- Stellen Sie sich aufrecht hin und verschränken Sie Ihre Finger hinter dem Rücken.
- Neigen Sie mit angewinkelten Kniegelenken den Oberkörper nach vorne.
- Bringen Sie Ihren Kopf Richtung Knie und strecken Sie dabei die Arme mit den verschränkten Händen weit zum Himmel.
- Strecken Sie die Kniekehlen, um die Dehnung zu intensivieren.
- Verweilen Sie zehn Atemzüge lang, dann führen Sie Ihre Hände näher zum Rücken und lösen die Hände voneinander.
- Oberkörper, Kopf und Arme locker aushängen lassen.
- Die Übung wiederholen.

Tipp: Um die Übung etwas einfacher zu machen, können die Beine von Beginn an leicht gegrätscht werden. Nicht bei Kopfschmerzen oder Bluthochdruck ausführen!

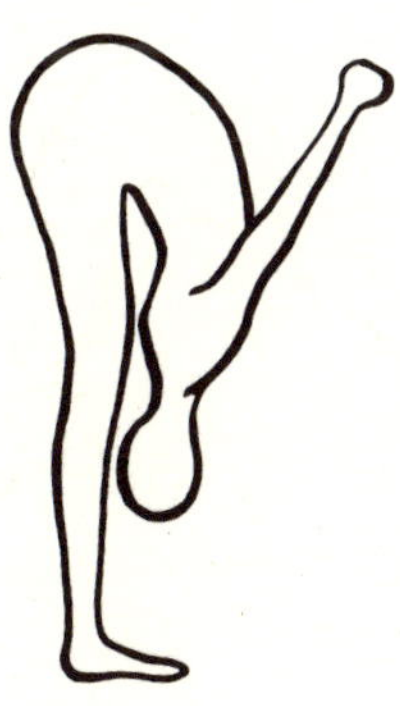

»Der einfache Kopfstand« (Dwi-Pada-Sirshasana) verändert und entlastet die Sinneswahrnehmung

- Im Vierfüßlerstand positionieren Sie Ihre Unterarme auf der Übungsmatte und verschränken die Finger ineinander.
- Stellen Sie die Fersen auf und heben Sie den Po an.
- Neigen Sie den Kopf so weit nach unten, dass Sie Ihren Scheitel zur Erde bringen und Ihre Handflächen den Hinterkopf stützen.
- Verlagern Sie das Gewicht etwas mehr auf den Scheitel, während die Arme das Gewicht Ihres Körpers tragen.
- Halten Sie die Position für einige Atemzüge, dann verlagern Sie wieder das Gewicht auf die Fersen.
- Wiederholen Sie die Gewichtsverlagerung zwei- bis dreimal, danach spüren Sie der Wirkung der Übung in der Kind-Haltung nach.

Tipp: »Der Hase« ist die beste Vorbereitung für diese Asana. Bei starken Kopfschmerzen oder Bluthochdruck diese Übung meiden!

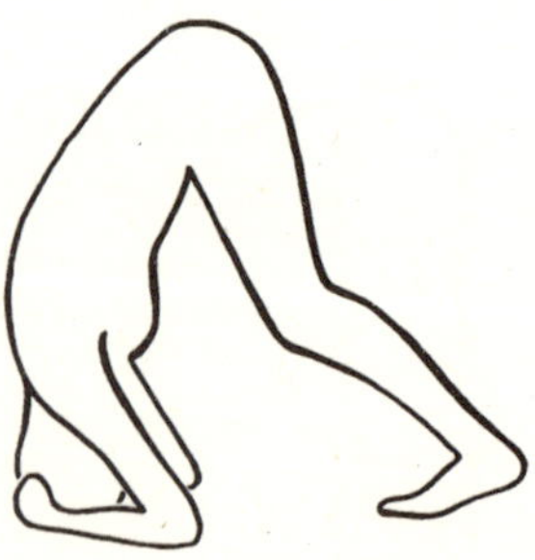

»Der halbe Kopfstand« (Baddha Sirshasana) stärkt die Sinneswahrnehmung

› Positionieren Sie sich in der Nähe einer Wand mit den Fersen.
› Legen Sie Ihre Unterarme mit gefalteten Händen auf die Yogamatte.
› Legen Sie Ihren Scheitel zwischen den Händen auf die Matte und stützen Sie den Hinterkopf mit den Handflächen.
› Laufen Sie nun mit Ihren Füßen die Wand nach oben, bis Ihr Körper ungefähr einen rechten Winkel bildet.
› Halten Sie tief atmend die Position, während die Arme den Scheitel vom Druck entlasten.
› Anschließend laufen Sie mit den Füßen wieder nach unten, gehen in den Vierfüßlerstand und spüren in der Kind-Haltung nach.
› Wiederholen Sie die Übung einige Atemzüge lang.

Tipp: Auch wenn solche Asanas als »Kopfstand« bezeichnet werden, sind es doch die Arme, die die Position halten. Nicht bei Halswirbelsäulenbeschwerden, bei Kopfschmerzen, Schwindel oder Bluthochdruck ausführen!

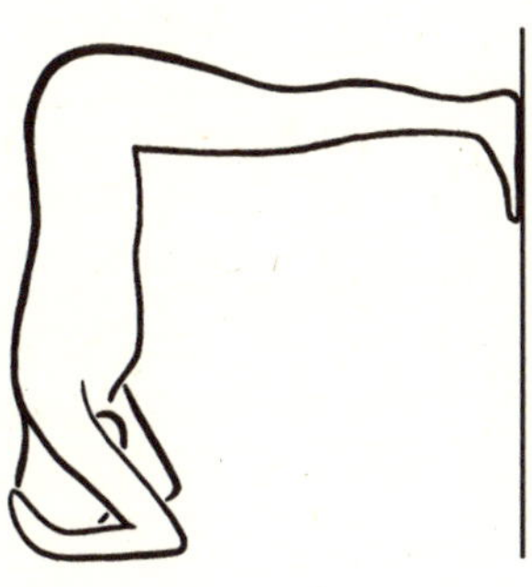

Sensibler Nacken: der Mond im Zeichen des Stiers

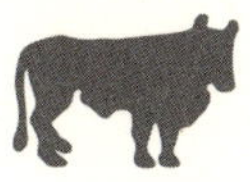

Der Stier beherrscht nach dem Kopf die nächstuntergeordnete Region des Körpers: Hals und Nacken, Mandeln, Kehlkopf, Zähne und Kiefer. Diese Körperzone trägt die Symbolik der Belastbarkeit und Tragfähigkeit in sich, denn ganz wie Stiere in vergangenen Zeiten unter einem Joch zusammengeschirrt wurden, um harte Feldarbeit zu verrichten, so fühlt sich auch heute der Mensch bisweilen im festen Griff der Verpflichtungen und Leistungsanforderungen gefangen. Die Schultern nach oben zu ziehen ist eine physiologische und instinktive Reaktion auf drohende Gefahr: Der Nacken soll gegen Verletzung geschützt werden. Dass sich dabei auch die Nackenhaare aufstellen, rührt aus tierischen Reaktionsmustern, von denen der moderne Mensch sich noch längst nicht entfernt hat. Allerdings ist diese Drohgebärde des »Haareaufstellens« heute weniger wirksam, wenn der Chef massiv die Einhaltung des Budgetplans fordert. Was bleibt, sind allerdings die allseits bekannten Nacken- und Rückenmuskelverspannungen, die wir fast alle kennen.

Stier-Tage tragen wörtlich und sinnbildlich die Energie der Halsstarrigkeit oder Hartnäckigkeit in sich, weshalb an diesen Tagen bewusste Achtsamkeit gegenüber den Mitmenschen angezeigt ist. Auch die Körperzone des Mundes mit Zähnen, Kieferknochen und Gelenken ist dem Sternzeichen Stier zugeordnet, was ebenfalls mit Belastbarkeit und dem im Volksmund populären »Zähnezusammenbeißen« in Verbindung gebracht wird. Ein Stier kann über einen starken, tragfähigen Nacken und über eine stoische Gelassenheit verfügen oder aber überlastet und empfindlich sein. Immerhin haben Hals und Nacken die schwere Aufgabe, den durchaus schweren Kopf zu tragen und aufrecht zu halten, damit die Sinneswahrnehmung klar und interpretierbar vonstattengeht. Sprechen ist eine Möglichkeit der zwischenmenschlichen Kommunikation, die ebenfalls dem Sternzeichen Stier zugeordnet wird, jedoch nicht liebevoll gelingen wird, wenn die Körperzone des Halses verspannt oder durch einen »Knoten« blockiert ist.

Singen befreit die Seele und löst einen »dicken Hals«. Das Singen von Liedern gehört in vielen Kulturen zum Brauchtum, aber in der hektischen Welt des Westens bleibt kaum noch Zeit für fröhliches Singen, das aber heilend für den Körper ist, da Singen den Brustkorb weitet, die Stimme schult und die Seele befreit. Tönen, Chanten und Singen wirkt außerdem lockernd auf die Schulter- und Nackenmuskulatur, und die Mondpassage durch das Sternzeichen Stier unterstützt diese heilende Wirkung auf die Schulterpartie. Singen Sie heute mal aus voller Brust!

Die Yogaübungen in diesem Kapitel helfen, den Nacken geschmeidig zu machen, um den Kopf beweglich zu halten. Nächtliches Zähneknirschen ist ein Zeichen für mentale Anspannung sowie körperliche Verspannung. Die Praxis des Hatha-Yoga mit vorwiegend nacken- und rückenstreckenden Asanas sowie ein meditatives Ritual vor dem Schlafengehen fördern einen guten und erholsamen Schlaf.

Das Sternzeichen Stier vertritt das Element der Erde, und Erdtage sind Kältetage, was unter Umständen die Kälteempfindlichkeit des Menschen steigern kann. Dem Element Erde ist der Nahrungsbaustein Salz zugeordnet, wiederum ein kalt machender

Nahrungsstoff. Salz wird in der Regel an diesen Tagen nicht sehr gut vertragen, und es ist hilfreich, jetzt mehr mit Kräutern oder Kräutersalz zu würzen. Salz bindet Wasser im Körper, was wiederum auch ein kaltes Element ist. Leider ist gerade an Stier-Tagen die Lust auf Salziges ausgeprägter. Achten Sie auf dieses Signal und vermeiden Sie salzige Nahrung besonders am Abend.

Seht ihr den Mond dort stehen?
Er ist nur halb zu sehen
und ist doch rund und schön!
So sind wohl manche Sachen,
die wir getrost belachen,
weil unsere Augen sie nicht sehen.

Matthias Claudius

»Das Schulterkreisen« löst innere und äußere Starrheit und lockert die Hals-Schulter-Muskeln

- › Stellen Sie sich aufrecht hin, den Kopf gerade aufgerichtet, die Arme locker hängen lassen.
- › Kreisen Sie Ihre Schultern langsam und ausgiebig nach hinten.
- › Führen Sie dabei die Schultern zum Himmel, dann nach hinten zur Wirbelsäule, weiter nach unten zur Erde, dann zur Brust und wieder nach oben.
- › Achten Sie darauf, die Bewegung langsam und ausschließlich von den Schultergelenken ausführen zu lassen, die Arme bleiben passiv.
- › Nach etwa zwanzigmal Nach-hinten-Kreisen wechseln Sie die Bewegungsrichtung und kreisen nach vorne.

Tipp: Die Übung öfter am Schreibtisch oder während anderer Alltagsarbeiten ausführen – immer bewusst und langsam!

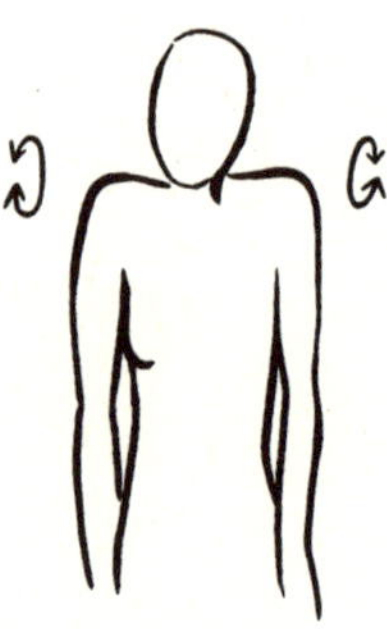

»Der lange Nacken« dehnt die Muskeln des Halses und mindert »Halsstarrigkeit«

- Setzen Sie sich aufrecht auf einen Stuhl oder stellen Sie sich hin.
- Der Rücken ist gerade aufgerichtet und der Oberkörper bewegt sich bei der folgenden Dehnung nicht.
- Atmen Sie tief ein und drücken Sie ausatmend Ihr Kinn Richtung Brustbein.
- Spüren Sie die Dehnung des Nackens zehn Atemzüge lang.
- Richten Sie den Kopf wieder auf und neigen Sie ihn nach rechts, ohne die Schulter oder den Oberkörper zu bewegen.
- Spüren Sie die Dehnung des seitlichen Halsmuskels zehn Atemzüge lang.
- Dann richten Sie wieder den Kopf auf, neigen ihn nach links und dehnen die rechte Halsmuskulatur zehn Atemzüge lang.

Tipp: Üben Sie die einzelnen Positionen vor dem Spiegel und kontrollieren Sie so, dass Sie Ihre Schultern nicht nach oben ziehen!

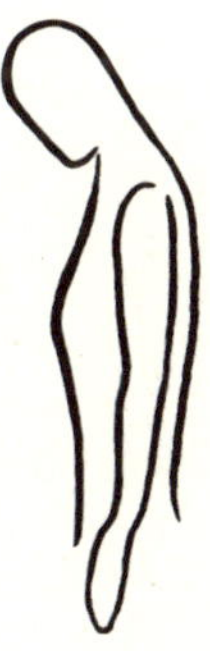

»Das Dreieck 3« (Trikonasana 3) lockert die Muskeln des Schultergürtels und fördert innere Stabilität

› Grätschen Sie die Beine, plazieren Sie den linken Fuß um 90 Grad nach links, den rechten um 45 Grad nach links, breiten Sie die Arme in Schulterhöhe aus.

› Winkeln Sie Ihr linkes Knie an und neigen Sie Ihren Rumpf zur linken Seite, ohne den Oberkörper nach links zu drehen.

› Stützen Sie sich mit der linken Hand nahe am Fuß am Boden ab und strecken Sie Ihr Knie wieder.

› Bringen Sie Ihre Hand und Ihren Arm in eine senkrechte Linie zum Kniegelenk; Gesicht und Brust sind nach vorne ausgerichtet.

› Verweilen Sie mindestens zehn Atemzüge lang.

› Drehen Sie den Oberkörper zum linken Bein, stützen Sie sich mit beiden Händen am Boden ab und ziehen Sie das rechte Bein zum linken.

› Rollen Sie den Oberkörper nach diesem Ausfallschritt nach oben auf und wiederholen Sie die Asana nach rechts.

Tipp: Verwenden Sie einen Yoga-Stützblock, wenn Ihre Hand nicht den Boden berühren kann! Den Ausfallschritt achtsam und langsam ausführen.

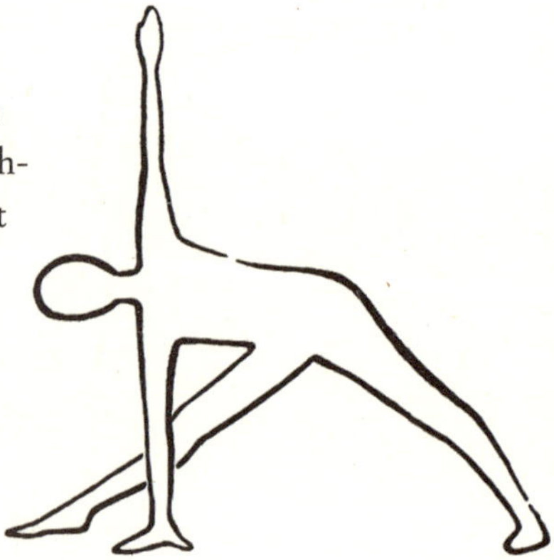

»Das Armkreisen« lockert die Nackenmuskeln und die gesamte Schulterpartie

› Setzen Sie sich aufrecht auf einen Stuhl oder stellen Sie sich hin.
› Ihr Rücken ist gerade aufgerichtet und der Oberkörper bewegt sich bei der folgenden Dehnung nicht.
› Atmen Sie tief ein und breiten Sie Ihre Arme links und rechts in Höhe Ihrer Schultern aus.
› Lassen Sie die Hände um die Handgelenke kreisen, zuerst nach vorne, dann nach hinten, jeweils zehnmal.
› Danach lassen Sie Ihre Arme um die Schultergelenke kreisen, ebenfalls jeweils zehnmal nach vorn und nach hinten.
› Abschließend nehmen Sie die Arme wieder nach unten und lassen Ihren Oberkörper locker nach vorne aushängen.

Tipp: Versuchen Sie, die Bewegung nur mit den Schulter- und Handmuskeln auszuführen und dabei den Nacken locker zu lassen!

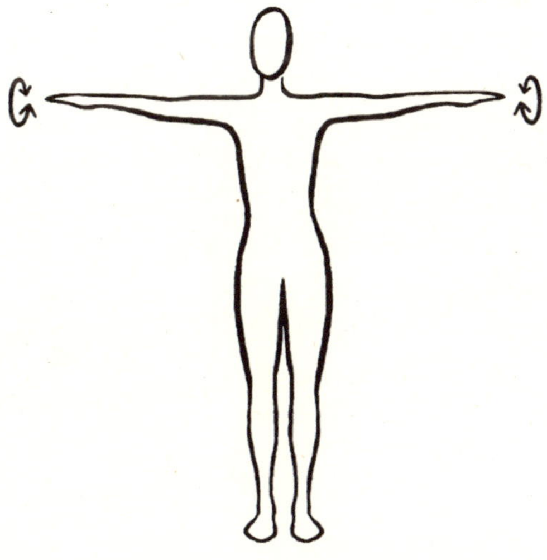

»Das Krokodil 1« (Makarasana 1) dehnt Nacken- und Halsmuskeln und weitet den Schultergürtel

› Legen Sie sich in Rückenlage auf Ihre Matte.
› Breiten Sie Ihre Arme in Schulterhöhe locker aus und stellen Sie die Füße nahe am Po auf.
› Atmen Sie tief ein, ausatmend legen Sie Ihre Knie nach rechts und suchen den Kontakt zur Erde.
› Lassen Sie den Kopf und Nacken locker liegen – entspannen Sie durch tiefe Atmung.
› Spüren Sie, wie die linke Flanke Ihres Körpers gedehnt und die Organe im Inneren gedreht werden.
› Verweilen Sie einige Minuten, dann stellen Sie die Beine und Füße wieder auf.
› Nehmen Sie die ursprüngliche Ausgangshaltung ein und positionieren Sie die Knie mit der nächsten Ausatmung nach links.

Tipp: Diese Asana kann sogar im Bett beim Aufwachen oder vor dem Schlafen ausgeführt werden – morgens macht sie munter, abends entspannt sie.

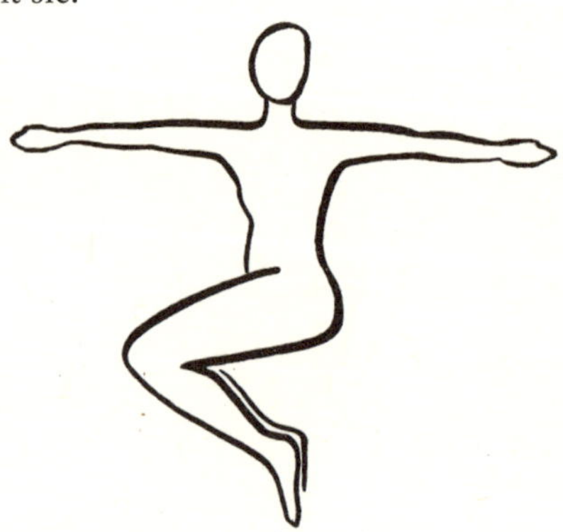

»Das Krokodil 3« (Makarasana 3) hält Nacken und Schultern geschmeidig und löst Kieferverspannungen

- Legen Sie sich in Rückenlage, breiten Sie Ihre Arme aus und stellen Sie die Füße nahe am Po auf, ausatmend legen Sie Ihre Knie nach rechts.
- Verweilen Sie einige Atemzüge in dieser Flankendehnung, dann verlagern Sie Ihren Kopf etwas nach rechts und drehen Ihr Gesicht nach links.
- Blicken Sie zur linken Hand und spüren Sie die zusätzliche Dehnung des Nackens mit einigen Atemzügen.
- Führen Sie Kopf und Beine zurück zur Mitte und führen Sie die Übung mit den Knien nach links gelagert und nach rechts blickend aus.

Tipp: Je tiefer Sie atmen und je länger Sie in der Haltung verweilen, desto mehr entspannen und dehnen Sie die Muskeln des Körpers.

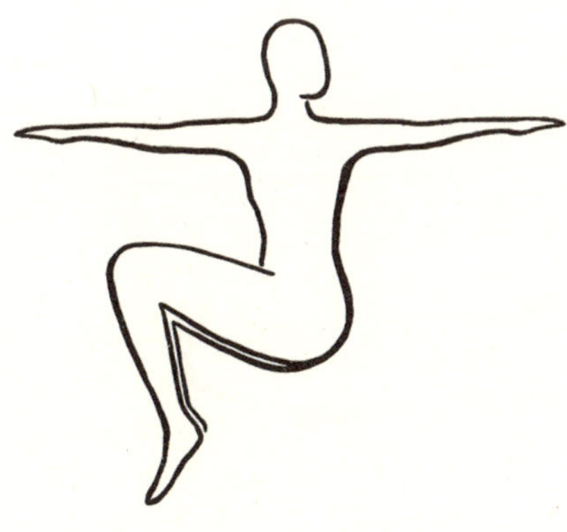

»Rückenrollen« macht die Wirbelsäule und den Nackenbereich locker und wirkt wie eine Rückenmassage

- Legen Sie sich in Rückenlage auf eine weiche Decke.
- Ziehen Sie die Knie zum Körper heran, fassen Sie mit Ihren Händen unter die Kniekehlen und rollen Sie den Kopf zur Brust.
- Beginnen Sie vor und zurück zu schaukeln und rollen Sie sanft Ihre Wirbelsäule Wirbel für Wirbel ab.
- Mit langsam zunehmendem Schwung rollen Sie immer weiter nach hinten und vorne, so dass der Nacken und die Schulterpartie ebenfalls massiert werden.
- Nach etwa zwanzig Rollbewegungen stellen Sie Ihre Füße wieder auf, strecken die Beine aus und spüren liegend nach.

Tipp: Vorsicht bei Schwindel! Eine weiche Decke als Unterlage sollte unbedingt verwendet werden, um die Wirbelsäule weich zu massieren!

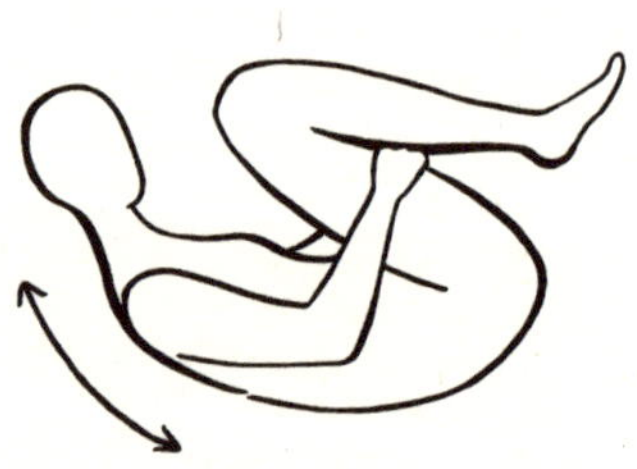

»Die Pflug-Haltung« (Halasana) macht den Nacken lang und die Schulterpartie geschmeidig

- Führen Sie die Rückenrollen wie umseitig beschrieben aus.
- Nehmen Sie stetig mehr Schwung und tippen Sie beim Abrollen einige Male hinter dem Kopf mit den Zehen auf der Erde auf.
- Positionieren Sie die Zehen hinter dem Kopf am Boden und stützen Sie Ihren Rücken mit den flachen Händen ab, strecken Sie die Kniekehlen.
- Ziehen Sie die Ellbogen enger zusammen und richten Sie den Rücken und Po gerade zum Himmel aus.
- Die Position wird von den kräftig stützenden Armen gehalten.
- Verweilen Sie so lange in der Asana, wie es Ihnen angenehm ist, und atmen Sie intensiv ein und aus.
- Dann rollen Sie langsam wieder nach unten ab und spüren in Rückenlage nach.

Tipp: Nicht bei Kopfschmerzen, Bluthochdruck oder Menstruation ausführen! Als Hilfe können die Füße auch auf Yogablöcken abgelegt werden.

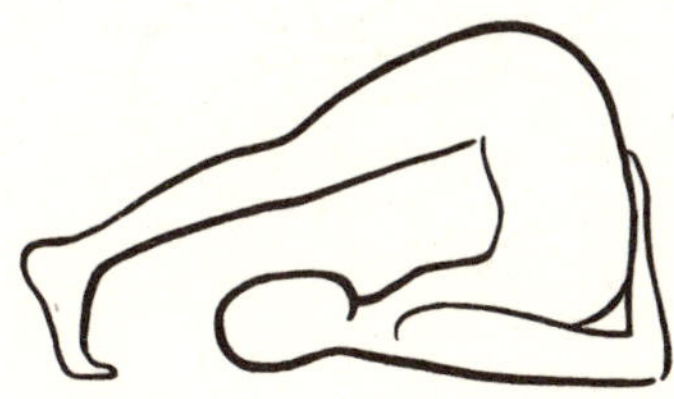

Freier Atemfluss: der Mond im Zeichen der Zwillinge

Mit dem Zeichen Zwillinge werden die Funktion der Atemorgane Bronchien und Lungen assoziiert sowie die Körperzonen Schultergelenke und Arme, die es dem Menschen ermöglichen, zuzugreifen und zu agieren. Der erste Atemzug haucht dem grobstofflichen Körper feinstoffliche Lebendigkeit ein, und mit dem letzten Atemzug verlässt die Seele das körperliche Gefährt, das ein Leben lang als schützendes Gefäß für alle irdischen Erfahrungen gedient hat. Einatmen und Ausatmen verbinden jedes Lebewesen mit der äußeren Welt – das Innere wird nach außen gekehrt, und das Äußere findet über die Bronchien und Lungen seinen Weg ins Innere des Menschen.

Nicht nur physisch, sondern auch psychosomatisch sind die Atemwege empfindsame Organe, eine Allegorie für den unaufhörlichen Rhythmus des Lebens. Wenn jemandem etwas auf der Seele lastet, liegt es auf der Brust und schränkt die Atemfähigkeit, also die Austauschfähigkeit zwischen dem Inneren und dem Äußeren ein. Die Organzone Lunge und Bronchien ist eng mit der Erkenntnisfähigkeit des Menschen verbunden, zwei Agonisten (die Zwillinge), die Erfahrungen einerseits und die Integration der Erfahrungen andererseits darstellen.

Der Weg des Yoga ist ebenfalls ein Weg der Erkenntnissuche und neben spirituellen Geboten nicht nur mit körperlichen Übungen der Asana, sondern auch mit den Atemübungen des Pranayama verknüpft. Alle Anteile ergeben ein Mosaik der wachsenden Erkenntnis, deren Pfad – einmal betreten – nicht wieder verlassen wird. Der Yoga-Praktizierende ist hungrig nach tiefer Atmung, meistert alle Unbilden des Lebens durch tiefe Atmung und integriert die Lebenserfahrungen mit Hilfe von tiefer Atmung.

Gewonnene Erfahrungen können mit Hilfe flexibler Schultergelenke, Arme und Hände *begriffen* und ausgedrückt werden. Wenn Schultern, Arme oder Hände verletzt sind, begreift man erst, wie wichtig diese Körperteile für das Dasein sind. Die Yogaübungen dieses Kapitels stärken Arm- und Schultermuskeln und ermöglichen eine bewusste und tiefe Atmung, für die eine lockere Brust- und Schultermuskulatur wichtig ist, da diese Muskeln die Bewegung des Brustkorbes während des Atemvorgangs unterstützen.

Bei Erkrankungen der Atemwege ist feuchte, warme Luft hilfreich, mit der die Schleimhäute im Körperinneren befeuchtet werden. Dampfinhalationen mit ätherischen Ölen oder Salben mit Kampfer, die auf den Brustbereich aufgetragen werden, fördern die Durchblutung. Thymiantee (am besten aus frischem Thymiankraut aufgegossen) mit Zitrone und viel Honig ist ein bewährtes Hausmittel, denn die Süße des Honigs löst den Hustenschleim und macht die Atemwege wieder frei.

Dem Sternzeichen Zwillinge ist zudem das Element Luft zugeordnet, was die essenzielle Kraft einer freien, unbelasteten Atmung unterstreicht. Während der Mondpassage durch das Sternbild der Zwillinge erleben wir sogenannte Luft- oder Lichttage, die wiederum mit der Nahrungsqualität der Fette verbunden sind.

In der Regel werden Fette an diesen Tagen weniger gut vertragen, das heißt, entweder wird die Verdauung durch Fettaufnahme belastet, oder zugeführte Fette werden besonders schnell eingelagert. Auch hier ist aufmerksame Selbstbeobachtung ratsam. Es ist sicher leichter, an einigen Tagen im Monat auf Fett im Ernährungsplan zu verzichten, als Fette ein ganzes Leben lang zu minimieren. Achten Sie auf Zwillinge-Tage im Mondzyklus (ebenso wie auf Wassermann- und Waage-Tage), wenn Sie Ihren Körperfettanteil reduzieren möchten.

Im Atemholen sind zweierlei Gnaden:
Die Luft einziehen und sich ihrer entladen,
jenes bedrängt, dieses erfrischt.
So wunderbar ist das Leben gemischt.
Du danke Gott, wenn er dich presst,
und dank ihm, wenn er dich wieder entlässt.

Johann Wolfgang von Goethe

»Der Baum im Wind« (Parsvasana) dehnt die Muskulatur der Flanken und vertieft das Atemvolumen

- Stellen Sie sich aufrecht hin, spannen Sie die Beckenbodenmuskeln an.
- Heben Sie Ihren rechten Arm gestreckt zum Himmel und legen Sie Ihre linke Handfläche an Ihre rechte Flanke.
- Schieben Sie Ihre rechte Hüfte nach rechts.
- Ausatmend neigen Sie Ihren Oberkörper mit dem rechten Arm nach links.
- Atmen Sie tief und spüren Sie die Dehnung Ihrer rechten Flanke für mindestens zehn Atemzüge.
- Dann richten Sie sich mit Hilfe angespannter Bauch- und Pomuskeln auf und führen die Arme nach unten.
- Spüren Sie, welche Körperhälfte sich vitaler anfühlt, bevor Sie die Übung nach rechts geneigt ausführen.

Tipp: Spüren Sie bewusst, wie der Brustkorb sich unter Ihrer Hand an der Flanke während der Einatmung ausdehnt!

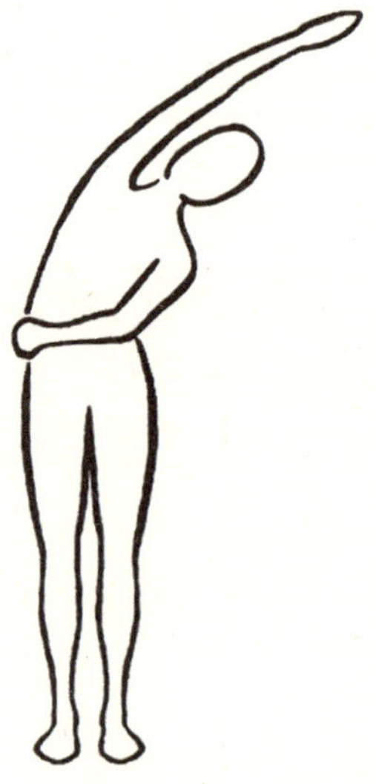

»Das sitzende Dreieck 3« (Adhah Trikonasana 3) weitet die Rippen und vertieft die Atmung

› Grätschen Sie sitzend die Beine, winkeln Sie das rechte Bein an und neigen Sie sich mit der Flanke zum linken Bein.
› Heben Sie Ihren rechten Arm zuerst gen Himmel, dann führen Sie die rechte Hand zum linken Fuß.
› Den Oberkörper dabei nicht nach vorne neigen, sondern den rechten Arm und die Schulter nach hinten ziehen.
› Spüren Sie die Dehnung der Flanke und der Hüfte auf der rechten Seite.
› Atmen Sie in dieser Position zehnmal tief ein und aus; dann führen Sie den Arm wieder zuerst nach oben und schließlich nach unten und richten sich langsam wieder mittig aus.
› Führen Sie die Übung zur anderen Seite aus.

Tipp: Es ist hilfreich, vorab die Varianten 1 (Sternbild Skorpion) und 2 (Sternbild Krebs) des »Dreiecks im Sitzen« zur Aufwärmung der Muskeln zu praktizieren.

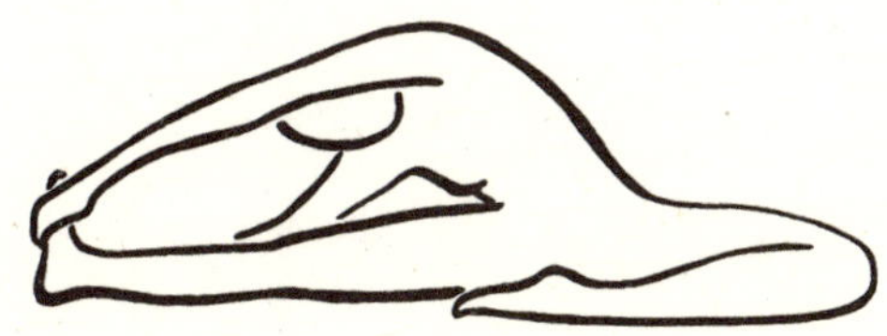

»Der Fisch 1« (Matsyasana 1) verleiht den Lungenflügeln freien Raum für freie Atmung

- Setzen Sie sich mit ausgestreckten Beinen auf die Yogamatte.
- Legen Sie Ihre Unterarme hinter dem Rücken ab und schieben Sie Ihre Fingerspritzen unter den Po.
- Stützen Sie sich fest auf die Unterarme und heben Sie gleichzeitig das Brustbein gen Himmel.
- Achten Sie darauf, den Kopf nicht in den Nacken fallen zu lassen, und ziehen Sie Ihre Schultern gen Erde.
- Strecken Sie die Füße, halten Sie die Position mit der Kraft der Arme für zehn Atemzüge.
- Anschließend neigen Sie sich zum Kniekuss sitzend nach vorne, bevor Sie die Übung ein zweites Mal wiederholen.

Tipp: Diese Asana ist eine gute Vorbereitung auf alle Atemübungen (Pranayama) und bereitet den Körper auf weitere Varianten des »Fisches« vor!

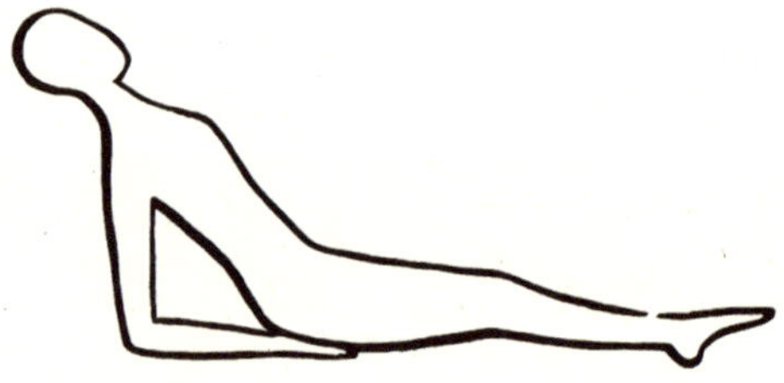

»Die Blasebalg-Atmung« (Bhastrika) fördert den intensiven Austausch zwischen Einatmung und Ausatmung

- Atmen Sie einige Atemzüge verstärkt ein und aus.
- Richten Sie Ihren Rücken gerade auf (nicht anlehnen) und spüren Sie die Bewegung der Bauchdecke beim Ein- und Ausatmen.
- Beim nächsten Ausatmen ziehen Sie willentlich Ihren Bauchnabel so weit es geht nach innen, dann lassen Sie wieder locker, um einzuatmen.
- Atmen Sie stoßartig ein und aus und bewegen Sie dabei die Bauchmuskeln und das im Inneren liegende Zwerchfell wie einen Blasebalg auf und ab.
- Nach etwa zwanzig Atemstößen lassen Sie die Atmung wieder locker fließen und spüren nach.
- Die Übung ein zweites und ein drittes Mal wiederholen.

Tipp: Vor jeder Atemübung die Nase putzen, damit die Atmung ungehindert fließen kann! Nicht nach einer Mahlzeit oder mit akuten Kopfschmerzen ausführen!

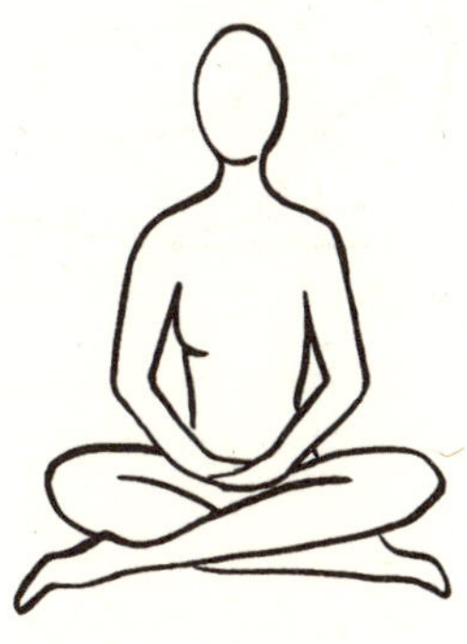

»Der Fisch 2« (Matsyasana 2) fördert die Durchblutung der Bronchien und Lungen

› Setzen Sie sich mit ausgestreckten Beinen hin und legen Sie Ihre Unterarme hinter dem Rücken ab.
› Schieben Sie die Hände weit unter den Po, stützen Sie sich auf die Unterarme und weiten Sie den Brustkorb.
› Neigen Sie den Kopf sanft nach hinten und lassen den Scheitel Ihres Kopfes über der Erde schweben.
› Die Position wird von den Armen, Bauch- und Beinmuskeln getragen – der Kopf wird nicht stützend zur Erde abgelegt.
› Atmen Sie tief ein und aus und verweilen Sie mindestens zehn Atemzüge.
› Zum Aufrichten heben Sie erst den Kopf an, dann den Oberkörper und neigen sich nach vorne.

Tipp: Diese Asana regt zusätzlich die Schilddrüsenfunktion an, daher nicht bei massiver Schilddrüsenüberfunktion ausführen!

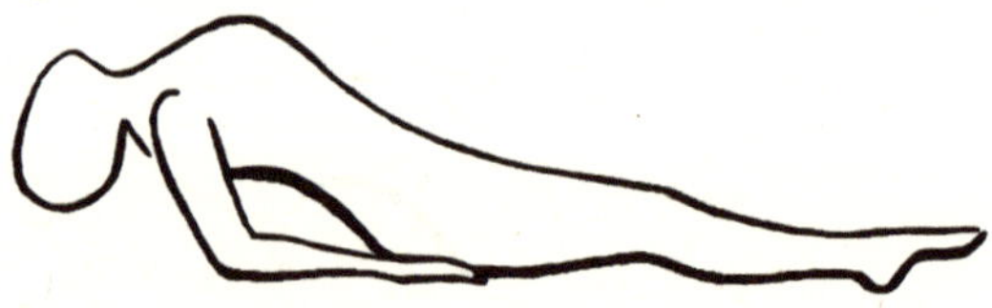

»Der Elefant« (Ganeshasana) dehnt Rippenmuskeln und weitet die Lungenflügel

- Aus der Position des Vierfüßlerstands plazieren Sie Ihre linke Hand mittig vor sich.
- Schieben Sie den rechten Arm nach links unter dem linken Arm hindurch, bis Ihre rechte Schulter den Boden berührt.
- Legen Sie den Kopf seitlich mit dem rechten Ohr am Boden ab.
- Strecken Sie den linken Arm gerade aus, so dass der Oberarm das linke Ohr berührt.
- Verweilen Sie zehn oder mehr tiefe Atemzüge in dieser Asana.
- Dann stützen Sie sich mit der linken Hand fest ab und kommen zurück in den Vierfüßlerstand.
- Plazieren Sie nun die rechte Hand mittig am Boden und schieben Sie den linken Arm nach rechts.
- Abschließend spüren Sie der Wirkung der Übung in der Hund-Haltung oder Kind-Haltung nach.

Tipp: Diese Asana regelmäßig üben, damit der Brustkorb geschmeidig bleibt und besonders die Lungenspitzen im oberen Brustkorb intensiv durchblutet werden!

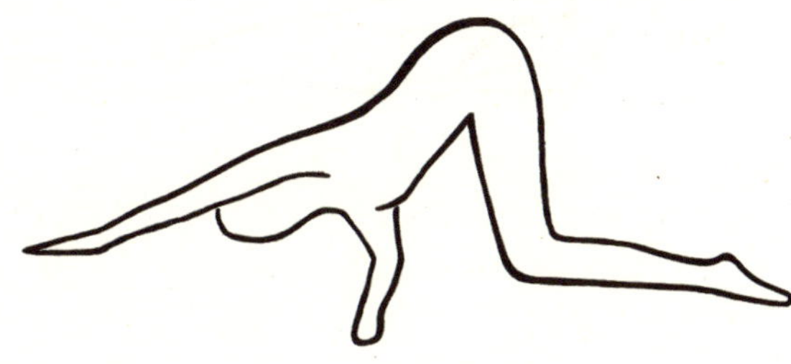

»Das Rad« (Chakra) dehnt den gesamten Brustkorb und weitet die Atemorgane gen Himmel

- In Rückenlage die Füße eng zum Po aufstellen.
- Heben Sie die Arme an und plazieren Sie die Handflächen neben den Ohren zur Erde (Finger Richtung Schultern).
- Nun alle Körpermuskeln anspannen; tief einatmend kräftig auf Ihre Hände und Füße stützen, um den Rumpf anzuheben.
- Spannen Sie bewusst Ihre Beckenbodenmuskeln an, um den Rücken zu biegen und den Brustkorb gen Himmel zu wölben.
- Lassen Sie den Kopf mit lockerem Nacken nach unten hängen.
- Verweilen Sie einige Atemzüge, bevor Sie den Rumpf wieder achtsam absenken.
- Ziehen Sie als entspannende Gegenbewegung die Knie zum Bauch, umarmen Sie Ihre Beine und dehnen Sie Ihren Rücken. Dann wiederholen Sie die Asana.

Tipp: Diese Asana regelmäßig üben, damit der Brustkorb geschmeidig bleibt und besonders die Lungenspitzen im oberen Brustkorb intensiv durchblutet werden!

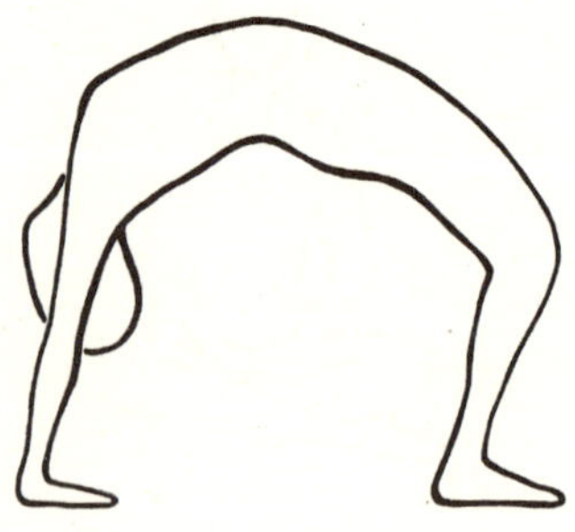

»Die Wechsel-Atmung« (Anuloma Viloma) beruhigt die Atmung und gleicht rechte und linke Lungenhälfte aus

› Setzen Sie sich aufrecht auf ein Sitzkissen oder einen Stuhl.
› Atmen Sie dreimal tief ein und aus.
› Halten Sie dann den rechten Daumen an das linke Nasenloch und verschließen Sie es.
› Atmen Sie nur über das linke Nasenloch ein und verschließen Sie dann auch das linke mit dem Zeigefinger.
› Halten Sie die Atmung für sechs Sekunden an.
› Öffnen Sie nun das rechte Nasenloch zur Ausatmung.
› Atmen Sie über rechts wieder ein, verschließen Sie beide Nasenlöcher für sechs Sekunden und atmen Sie links wieder aus.
› Fahren Sie so lange mit der Wechselatmung fort, bis Sie das Gefühl haben, Ihr Kopf ist frei.

Tipp: Bei Atemübungen geht es darum, die unbewusste Atemführung zu unterbrechen und durch längere, langsamere Atemzyklen zu ersetzen und zu lenken.

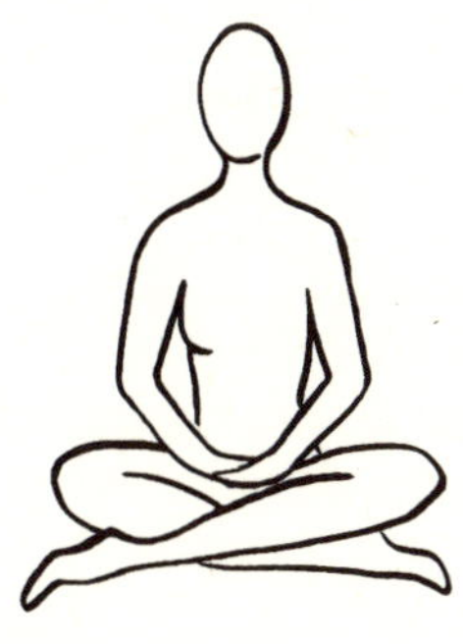

Schützender Brustkorb: der Mond im Zeichen des Krebses

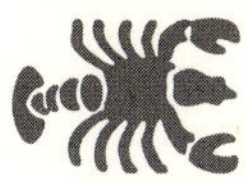

Die Körperzone des Brustkorbs und des oberen Bauchraums ist der Bereich, der dem Sternbild Krebs zugeordnet wird. Wie ein Krebs umhüllen die Tage im Einfluss unter diesem Sternbild den Brustkorb mit einem schützenden Panzer. Während der Praxis des Hatha-Yoga ist deutlich spürbar, wie steif und fest diese Körperzone sein kann und wie sehr sie der Aktivierung und Befreiung bedarf. Seitliche Dehnung zur Flexibilisierung der Flanken und Dehnung der Brustmuskeln sowie der Brustwirbel sind an Krebs-Tagen unerlässlich, wenn mitunter auch beschwerlich ausführbar.

Durch eine überwiegend sitzende Haltung, in der die meisten Arbeiten des Alltags und des Berufs verrichtet werden, ist die obere Bauchregion eingeengt. Die Atmung verflacht im Sitzen und kann weniger gut für eine innere Massage der Organe Magen, Leber und Gallenblase (aber auch Darm) sorgen, deren Tätigkeit jedoch für eine gesunde Verdauung essenziell ist. Drehende Bewegungen des Hatha-Yoga, die den Oberkörper um die eigene Achse wenden, sind hilfreich, um die Organe der Bauchregion gesund und rege zu halten.

Der Magen ist ein empfindliches Organ, denn er hat die Aufgabe, das von außen Zugeführte zu verdauen – und damit ist nicht nur die Nahrung, sondern sind auch die Erlebnisse und Begebenheiten des Lebens gemeint. Ein empfindlicher oder gereizter Magen geht meist einher mit einer emotionalen Überforderung im Zusammenspiel mit Mitmenschen aus dem näheren Umfeld wie Familie, Freunde oder Kollegen (das »partnerschaftliche« Organ ist die Lunge).

Ein Mensch mit dem Sternzeichen Krebs neigt bei äußerem Stress zum Rückzug in seinen schützenden Panzer und frisst Sorgen oder auch Mitgefühl anderen gegenüber so lange in sich hinein, bis der Solarplexus (das Nervengeflecht im Bauchraum, auch Bauchgehirn genannt) überfordert ist und mit einem Überschuss an Magensäure reagiert. Um die Biochemie bei Magenbeschwerden wieder zu harmonisieren, bedarf es bestimmter Bitterstoffe, die heute kaum noch über die Nahrung auf natürliche Art zugeführt werden, aber als pflanzliche Tropfen (zum Beispiel aus der alchemistischen Heilkunde der Spagyrik) Wunder tun, weil sie ebenfalls die Magensäure und das Gemüt des Menschen reharmonisieren.

Die Leber hat einen großen Anteil an einer harmonischen Verdauungsarbeit und Aufspaltung der Nahrungsmittel, aber sie ist auch das wichtigste und größte Entgiftungsorgan des Organismus, der sich gegen Umweltbelastungen, zugeführte Gifte (wie Drogen, Alkohol und Medikamente) und selbstproduzierte Schlacken wehren muss. Eine reibungslose Funktion der Leber ist für die Gesundheit unerlässlich, denn je schlackenfreier ein Körper ist, desto unbeschwerter währt ein langes Leben. Partys mit Alkoholkonsum sollten nicht an Krebs-Tagen gefeiert werden.

Die meisten Menschen verdauen außerdem Kohlenhydrate (Mehlspeisen, Brot, Nudeln, Reis, Kartoffeln) an Krebs-Tagen weniger effizient, das heißt, diese Nahrungsbausteine werden schnell ins Gewebe eingelagert und verweilen dort für Notzeiten, die jedoch in unseren Regionen des Nahrungsüberangebotes nie eintreten und sich damit umso fester im Körper festsetzen. Meiden Sie an Tagen der Mondpassage durch das Sternbild des Krebses größere Mengen an Kohlenhydraten, denn das Element des Wassers, das zu diesem Sternzeichen gehört, macht den Körper ohnedies schwerer und sperriger.

O Luna,
die ich hier umarme,
sei so stark wie ich,
zeig so viel Charme.
O Sonne, hellstes Licht,
das ich erkenne:
Ich brauche dich.

Aus einem alchemistischen Text
zur Herstellung spagyrischer Heilmittel

»Das sitzende Dreieck 2« (Adhah Trikonasana 2) dehnt die Muskulatur zwischen den Rippen

- Grätschen Sie die Beine im Sitzen und winkeln Sie Ihr rechtes Bein an.
- Richten Sie Ihren Oberkörper erst gerade auf, dann neigen Sie ihn mit der linken Flanke in Richtung des linken Beines.
- Fassen Sie mit der linken Hand an den linken Fuß und stützen Sie sich auf dem Fuß ab.
- Heben Sie Ihren rechten Arm gen Himmel und schauen Sie zur rechten Hand nach oben.
- Atmen Sie in dieser Position zehnmal tief ein und aus, dann führen Sie den rechten Arm nach unten und richten den Oberkörper wieder gerade auf.
- Winkeln Sie nun das linke Bein an und führen Sie die Asana nach rechts geneigt aus.

Tipp: Je weiter der erhobene Arm zum Himmel gestreckt wird, desto besser ist die dehnende Wirkung auf Flanke und Brustkorb.

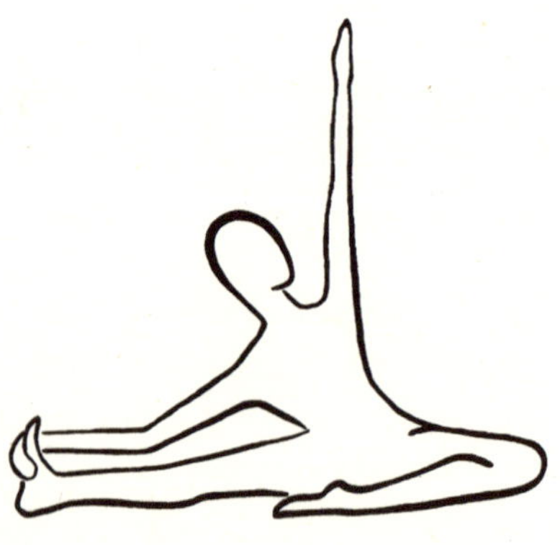

»Das Pendel« (Lolasana) dehnt die Flanken und hält den Brustkorb flexibel

› Setzen Sie sich auf Ihre Fersen und verlagern Sie Ihren Po um eine Ferse nach rechts.
› Stützen Sie sich mit der linken Hand (Finger zeigen vom Körper weg) links auf dem Boden ab.
› Einatmend heben Sie den rechten Arm an, ausatmend neigen Sie den Oberkörper und den Arm nach links.
› Lassen Sie den Arm wie ein Pendel über Ihren Kopf nach links hängen.
› Atmen Sie zehnmal tief ein und aus.
› Zum Aufrichten stützen Sie sich mit der linken Hand kräftig ab.
› Verlagern Sie dann das Becken nach links, stutzen Sie sich rechts am Boden ab und führen Sie den linken Arm gen Himmel.
› Nach rechts geneigt für zehn Atemzüge in der Asana verweilen.

Tipp: Wenn Sie die Hüfte weit zur Seite schieben, verstärkt das den Dehnungseffekt der Flanken. Diese Asana kann auch fließend nach links und rechts ausgeführt werden, wie ein Pendel, das schwingt.

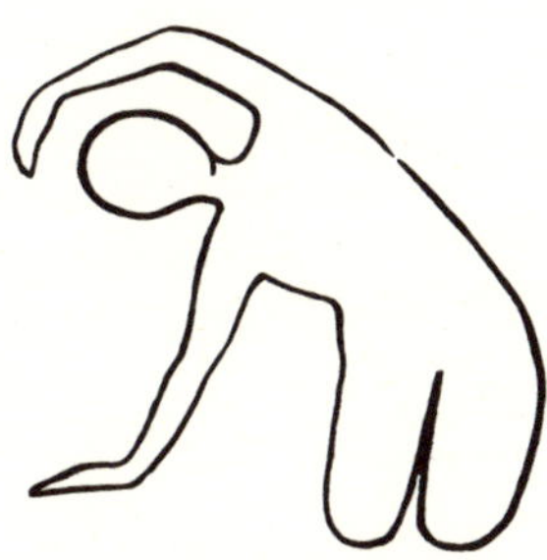

»Die Kobra 1« (Bhujangasana 1) dehnt den oberen Brustkorb und flexibilisiert die Brustwirbelsäule

- › Legen Sie sich in Bauchlage und positionieren Sie Ihre Beine eng zueinander.
- › Während Stirn und Nase die Erde berühren, plazieren Sie Ihre Hände unter den Schultern.
- › Ihre Arme und Ellbogen liegen nahe am Oberkörper; spannen Sie die Pobacken an.
- › Einatmend heben Sie die Schulter vom Boden ab.
- › Stützen Sie sich etwas auf die Hände und heben Sie dann auch den Kopf leicht an.
- › Ausatmend legen Sie Kopf und Schultern wieder zu Erde ab.
- › Machen Sie diese Auf-und-ab-Bewegung etwa 15-mal und lassen Sie dabei die Arme immer eng angewinkelt am Körper.

Tipp: Während dieses Flows immer an die korrekte Reihenfolge der Anhebung denken: Erst die Schultern anheben, und der Kopf folgt passiv.

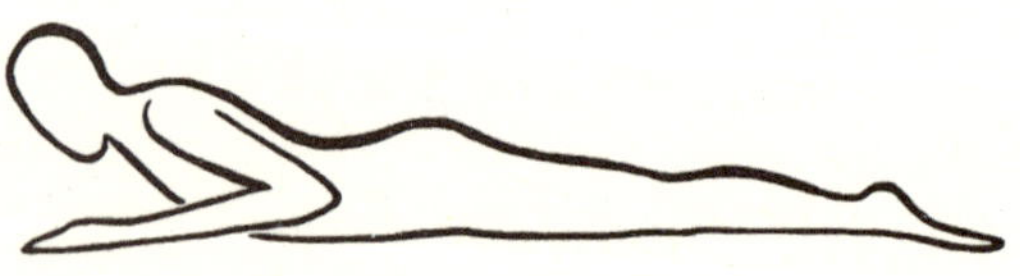

»Das Kamel 1« (Ustrasana 1) dehnt den gesamten Brustkorb und fördert die Durchblutung des oberen Bauchraums

- Begeben Sie sich in einen Fersensitz auf die Übungsmatte, Beine eng aneinanderliegend.
- Stützen Sie sich mit beiden Händen hinter den Füße auf; dabei zeigen die Finger zum Körper.
- Drücken Sie die Hände zur Erde und heben Sie Ihr Brustbein an.
- Spannen Sie die Pobacken etwas an, dehnen Sie den Bauchraum und weiten Sie den Brustkorb durch tiefe Atmung.
- Verweilen Sie in dieser Position für zehn Atemzüge, spüren dann in der Kind-Haltung nach und wiederholen daraufhin die Übung.

Tipp: Den Kopf nicht in den Nacken legen, denn das staucht die Halswirbelsäule und verstärkt Nackenverspannungen!

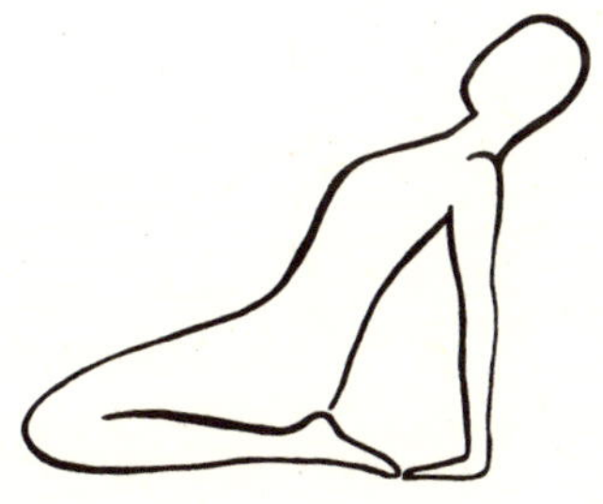

»Der Schwan« (Hamasana) weitet den Brustkorb und stimuliert die Organe Magen und Leber

- Positionieren Sie sich in der Hund-Haltung, verlagern Sie Ihr Körpergewicht auf die Hände und ziehen Sie das rechte Bein angewinkelt vor.
- Überkreuzen Sie das rechte mit dem linken Bein und legen Sie es zur Erde ab.
- Legen Sie das rechte Knie zwischen Ihre Hände und strecken Sie das linke Bein nach hinten aus.
- Heben Sie Ihre Arme, den Oberkörper und den Kopf weiter an und beugen Sie Ihren Rücken wie den Hals eines Schwanes nach hinten.
- Verweilen Sie in der Asana zehn Atemzüge; dann stützen Sie sich wieder fest auf die Hände und den hinteren Fuß, um zur Hund-Haltung zurückzukommen.
- Die Asana anschließend mit dem linken Bein vorne wiederholen.

Tipp: Wenn Sie anfänglich den Oberkörper noch nicht aufrichten können, belassen Sie die Hände neben dem Knie auf der Erde und wölben den Oberkörper weitestmöglich nach hinten!

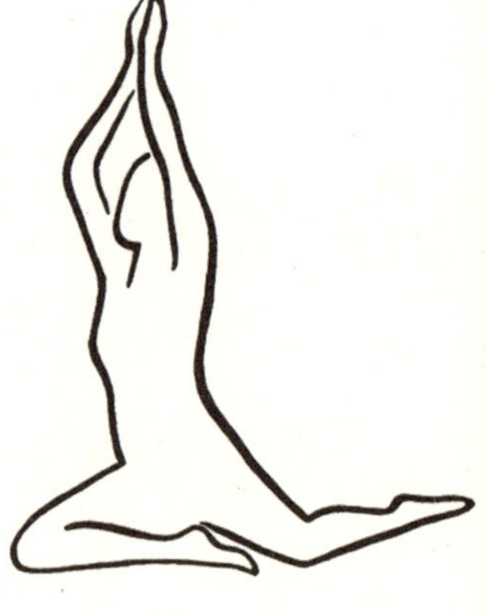

»Der Fisch 3« (Matsyasana 2) ist eine passive Dehnung und Entspannung des Brustkorbs

› Setzen Sie sich mit ausgestreckten Füßen aufrecht zur Erde und plazieren Sie ein Meditationskissen hinter Ihrem Rücken.

› Legen Sie Ihren Oberkörper langsam nach hinten, so dass das Kissen mittig unter dem Brustkorb positioniert ist.

› Den Kopf zur Erde ablegen; grätschen Sie Ihre Beine und Arme locker, die Handflächen zum Himmel zeigend.

› Verweilen Sie tief atmend in der Haltung, solange es Ihnen guttut.

› Anschließend heben Sie den Kopf und Oberkörper etwas an, entfernen das Kissen und spüren in der Rückenlage nach.

Tipp: Bei Druck im Nacken ein flaches Kissen unter den Hinterkopf legen! Nicht bei Schilddrüsenüberfunktion ausführen!

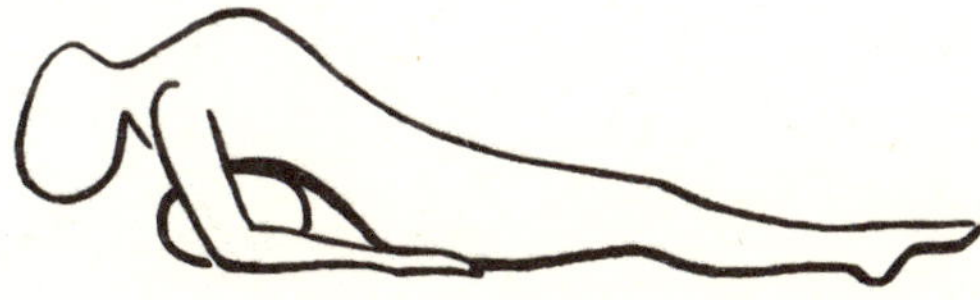

»Die Vier-Punkt-Haltung« (Chaturangasana) macht den Brustkorb dehnbar und weitet den Bauchraum

› Legen Sie sich in die Bauchlage und positionieren Sie die Hände eng am Körper unter den Schultern.
› Die Ellbogen nah am Rücken belassen und zum Himmel ausrichten.
› Spannen Sie die Arme an und stellen Sie die Zehenballen auf; Knie anwinkeln und dann gleichzeitig Knie und Po anheben.
› Arme eng am Körper belassen und das Kinn nach vorne strecken. Mit der Kraft der Armmuskeln schieben Sie den Rumpf nach hinten.
› Ihre Hände, das Brustbein, die Knie und Zehen (vier Punkte) stützen diese brustkorbdehnende Übung.
› Spüren Sie in der Bauchlage nach und wiederholen Sie die Asana.

Tipp: Die Haltung ist anfänglich etwas ungewohnt für den Körper, aber heilsam für die Flexibilität des gesamten Brustkorbs.

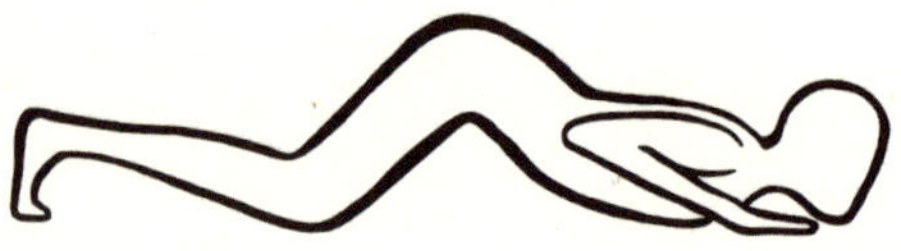

»Der Vollmond 1« (Chandrasana 1) dehnt den seitlichen Brustkorb und fördert die Durchblutung des Magenraums

› Aus der Hund-Haltung führen Sie das rechte Bein überkreuzt nach vorne und senken das Becken zur Erde.
› Drehen Sie den Oberkörper nach links, heben den linken Unterschenkel an und fassen Sie mit der linken Hand an den linken Fuß.
› Drehen Sie sich wie in einem Drehsitz weiter nach hinten und atmen Sie tief zehn Atemzüge lang.
› Anschließend legen Sie das linke Bein wieder ab, drehen sich nach vorne und gehen zurück in die Hund-Haltung.
› Führen Sie die gleiche Übung mit dem linken Bein vorn und dem rechten Bein hinten aus.

Tipp: Als Vorbereitung für diese anspruchsvolle Asana ist die Übung »Der Schwan« (Sternbild Krebs) hilfreich.

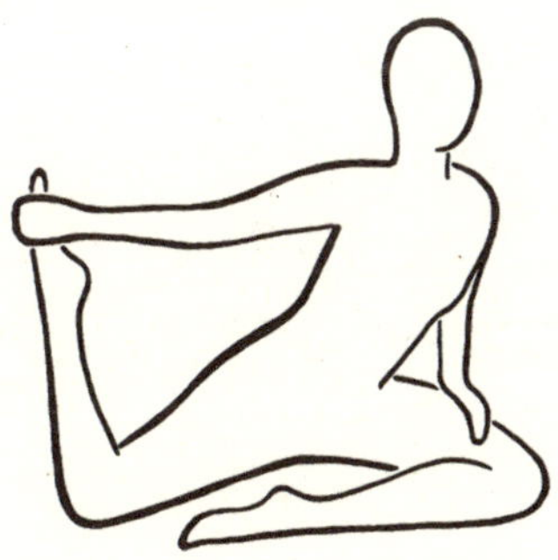

Kräftiger Rücken: der Mond im Zeichen des Löwen

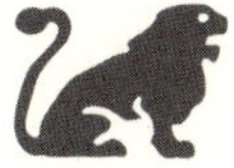

Ein Löwe ist mutig, kraftvoll und agil, manchmal auch angriffslustig, und er verfügt über einen starken Rücken und entsprechende Muskulatur. Folgerichtig sind diesem Zeichen die organischen Anteile Herz und Blutgefäße, das Zwerchfell (Hauptatemmuskel) und die Rückenmuskulatur sowie die Wirbelsäule zugeordnet.

Ohne Zweifel ist die Wirbelsäule das Zentrum des Bewegungsapparates und gleichzeitig der empfindlichste, störungsanfälligste Knochenanteil des menschliches Körpers. Unser aufrechter Gang, gepaart mit der sitzenden Lebensweise der Schreibtischgesellschaft, macht der Wirbelsäule ihre Aufgaben – Formgebung sowie die blitzschnelle Übermittlung von Befehlen vom Gehirn zum Muskel mit Hilfe des Rückenmarks – nicht immer einfach. Rückenbeschwerden und Wirbelsäulenerkrankungen aller Art gehören nach wie vor zu den häufigsten Gründen für Leistungsausfall, was ein nicht unerhebliches volkswirtschaftliches Problem darstellt. Wer Hatha-Yoga praktiziert, weiß um die wohltuende und heilende Wirkung der Asana für Rücken und Wirbel.

Die Mobilisierung der Wirbelsäule ist das Ziel an Löwe-Tagen, aber generell eine Zielsetzung des Hatha-Yoga. Nur wer aufgerichtet stehen, gehen und agieren kann, ohne den Rücken zu krümmen, wird von seiner Umgebung als kraftvoll, weitsichtig, würdevoll und überzeugend wahrgenommen. Ein aufgerichteter Rücken, der nicht aufgrund der Schreibtischarbeit nach vorne gebeugt und gerundet ist, signalisiert den Mut und die Stärke, sich dem Leben zu stellen und es als das beste aller möglichen Leben zu erfahren.

Ein rhythmisch schlagendes Herz und ein pulsierender Blutkreislauf sind ebenfalls vonnöten, um das Dasein in Tat und Wirken zu gestalten. Yogaübungen, die das Herz-Kreislauf-System auf sanfte Art und Weise anregen, zum Beispiel Asana-Flows wie das Sonnengebet, sind an Löwe-Tagen besonders wirkungsvoll und werden dankbar vom Körper aufgenommen. Alles, was das Herz-Kreislauf-System jedoch überanstrengt, ist an Löwe-Tagen zu vermeiden; herzkranke Menschen sollten Anstrengungen, die über das übliche Maß hinausgehen, unterlassen, vor allem an Tagen, an denen der Mond durch das Sternbild des Löwen wandert. Das Herz ist der Erhalter der körperlichen Lebensenergie, vermag es doch das Blut in alle Regionen des Organismus fließen zu lassen – dementsprechend sollten das Herz und die darin ruhende Lebenskraft und Lebensfreude geachtet und geehrt werden.

Die Herzenskraft und der Weg des Herzens sind Synonyme, die den Weg des Yoga als spirituelle Suche umschreiben. Wer seine Gedanken und Handlungen vom Gefühl des Herzens aus bestimmen lässt, wird nicht fehlgeleitet durch Egowahn, Habgier und Materialismus. Jede Hatha-Yoga-Sequenz, jede Pranayama-Übung und jede Meditation sollte der eigenen Herzenskraft und der Herzensgüte für die Erdengemeinschaft gewidmet werden.

Wie der Widder und der Schütze zählt das Sternbild Löwe zum feurigen Element; Löwe-Tage sind also Wärmetage und beeinflussen den Eiweißstoffwechsel. Tierisches Eiweiß ist in allen milchhaltigen Nahrungsmitteln, Fleisch sowie Fisch und Eiern vorhanden, außerdem findet sich pflanzliches Protein in Getreide, Hülsenfrüchten und Sojaprodukten. Jedoch bezieht sich die Sensibilität des Körpers meist auf tierisches Eiweiß zu Zeiten, wenn der Mond und das Sternbild des Löwen in Konjugation stehen.

Ich spüre die Kraft der Sonne in mir,
die mich stark macht wie einen Löwen.
Doch auch das Mondlicht glitzert in meinem Herzen,
das mich
bescheiden werden lässt,
wie eine Blume, die in
Vollmondnächten erblüht und
ihre Blätter sanft im Wind wiegt.

Yoga-Affirmation

»Die Katze« (Utthita-Pindasana) mobilisiert die Wirbelsäule und dehnt die Rückenmuskeln

- Positionieren Sie sich im Vierfüßlerstand auf der Yogamatte.
- Mit der Ausatmung rollen Sie zuerst Ihren unteren, dann den mittleren Rücken gen Himmel, und im Folgenden rollen Sie den Kopf ein, damit auch die Halswirbelsäule gedehnt wird.
- Stützen Sie sich fest auf Hände und Knie.
- Einatmend formen Sie zuerst den unteren Rücken gen Erde, dann den mittleren, und anschließend strecken Sie den Kopf nach vorne, ohne den Nacken anzuspannen.
- Ziehen Sie die Schultern nach hinten und drücken Sie das Brustbein nach vorne.
- Ausatmend rollen Sie wieder wie eine Katze den Rücken gen Himmel, einatmend gen Erde.
- Wiederholen Sie die Bewegung im Atemrhythmus mindestens 20-mal.

Tipp: »Die Katze« ist eine ideale Aufwärmübung und sollte oft wiederholt und vor jeder Yoga-Session ausgeführt werden.

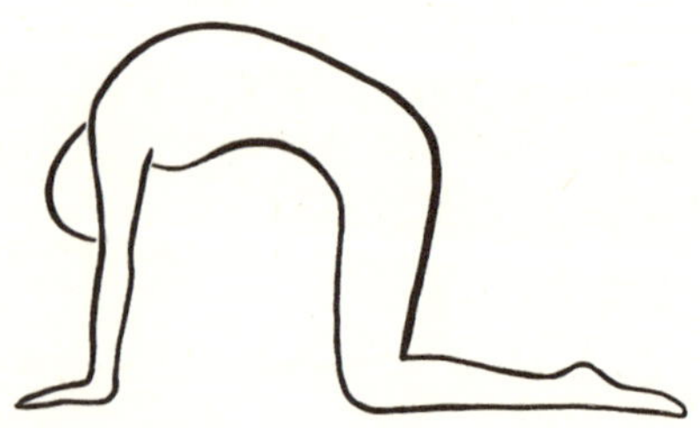

»Der Kniekuss im Sitzen« (Paschimottanasana) macht den unteren Rücken weit und geschmeidig

› Strecken Sie in Sitzhaltung die Beine aus, heben Sie die Arme über den Kopf und strecken Sie sich weit zum Himmel.
› Atmen Sie tief, und mit jeder Ausatmung neigen Sie den Oberkörper etwas weiter nach vorne.
› Schieben Sie zuerst das Becken nach vorne, halten Sie inne und atmen Sie ein.
› Ausatmend schieben Sie den Nabel nach vorne.
› Einatmen und dann ausatmend das Brustbein nach vorn schieben.
› Einatmen und dann ausatmend das Kinn nach vorn schieben.
› Erst jetzt neigen Sie sich nach unten, fassen mit Ihren Händen an die Füße und küssen Ihre Knie.
› Verweilen Sie mindestens zehn Atemzüge in der Asana, rollen Sie sich mit rundem Rücken wieder nach oben auf und wiederholen Sie die Asana.

Tipp: Den Kniekuss nicht bei starker Menstruation oder nach Mahlzeiten ausführen! Mit jeder Ausatmung den Oberkörper weiter nach vorne und unten neigen.

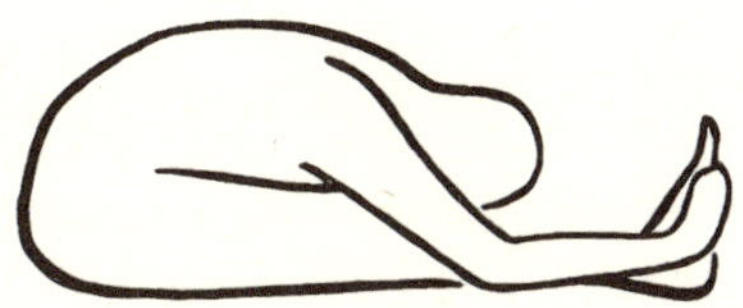

»Das Kamel 2« (Ustranana 2) kräftigt die Rückenmuskulatur und macht die Wirbelsäule flexibel

- Begeben Sie sich in einen Fersensitz auf die Übungsmatte, Beine eng aneinanderliegend.
- Stützen Sie sich mit beiden Händen hinter den Füßen auf, dabei zeigen die Finger zum Körper.
- Drücken Sie die Hände zur Erde und heben Sie Ihr Brustbein an.
- Spannen Sie die Pobacken etwas an, um den Po von den Fersen anzuheben.
- Während Sie Ihr Gesicht nach vorne ausgerichtet lassen, spüren Sie die Dehnung der Vorderseite des Körpers und Ihren kräftigen Rücken.
- Tief atmend verweilen Sie in der Asana für zehn Atemzüge, spüren dann in der Kind-Haltung nach und wiederholen die Übung.

Tipp: Rückwärtsbeugende Übungen wie »Kamel 2« und »Kamel 3« stärken die Rückenmuskeln, während die Vorderseite des Körpers gedehnt wird.

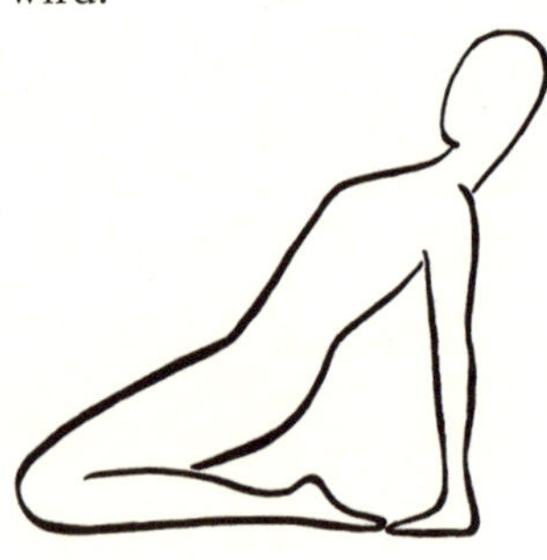

»Der Vollmond 2« (Chandrasana 2) macht Rücken und Flanken flexibel

- Aus der Hund-Haltung führen Sie das rechte Bein überkreuzt nach vorne und senken das Becken zur Erde.
- Heben Sie den linken Unterschenkel an, führen Sie beide Arme nach oben und beugen Sie sich nach hinten, bis Sie mit beiden Händen an den linken Fuß fassen können.
- Atmen Sie in dieser extremen Rückwärtsbeugung intensiv ein und aus und verweilen Sie einige Atemzüge lang.
- Anschließend lösen Sie die Hände vom Fuß, legen das linke Bein wieder ab und gehen zurück in die Hund-Haltung als streckende Gegenbewegung.
- Führen Sie die gleiche Übung mit dem linken Bein vorne und dem rechten Bein hinten aus.

Tipp: Diese Übung sollte nur ausgeführt werden, wenn die Asanas »Der Vollmond 1« und »Der Schwan« gut beherrscht werden.

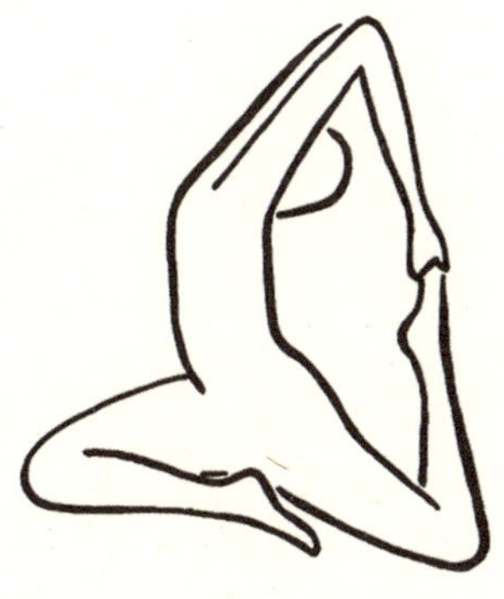

»Der Pfau« (Mayurasana) trainiert die Rückenmuskeln und kräftigt Po- und Beinmuskeln

› Grätschen Sie Ihre Beine und strecken Sie die Arme in Schulterhöhe aus.
› Neigen Sie Ihren Oberkörper gerade nach vorne und halten Sie Ihren Rücken in einer parallelen Höhe zur Erde.
› Die Finger der Hände zeigen zur Erde, und der Kopf wird leicht nach hinten zum Nacken geführt.
› Halten Sie die Position für etwa zehn Atemzüge mit geradem Rücken.
› Winkeln Sie anschließend die Kniegelenke an und lassen Sie Ihren Oberkörper, Kopf und Arme locker nach unten aushängen.
› Dann rollen Sie den Oberkörper wieder nach oben, strecken wieder die Knie und wiederholen die Asana.

Tipp: Der Pfau vermittelt ein Gefühl des Fliegens und kräftigt alle Muskeln, besonders die Rückenmuskulatur (wird auch »Die Möwe« genannt).

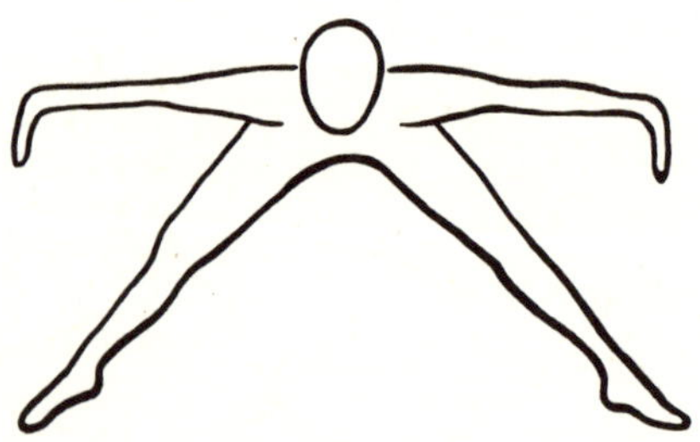

»Die Pyramide« (Parivrtta Trikonasana) fördert die Flexibilität der Wirbelsäule und dehnt die Rückenmuskeln

- › Grätschen Sie die Beine und neigen Sie Ihren Oberkörper nach unten.
- › Legen Sie die Hände eng zusammen und stützen Sie sich auf die rechte Hand.
- › Drehen Sie Ihren Oberkörper nach links, strecken Sie den linken Arm zum Himmel.
- › Drehen Sie sich weit nach links, weiten Sie Ihren Brustkorb für etwa zehn Atemzüge.
- › Anschließend drehen Sie Ihren Oberkörper und Arm wieder zur Mitte.
- › Dann stützen Sie sich auf die linke Hand, drehen den Oberkörper nach rechts und strecken den rechten Arm zum Himmel für zehn Atemzüge.
- › Abschließend zurückdrehen, die Beine zusammenführen und mit rundem Rücken nach oben aufrollen.

Tipp: Die Asanas »Die Möwe« und »Die Pyramide« können auch als Flow hintereinander geübt und fließend miteinander verbunden werden.

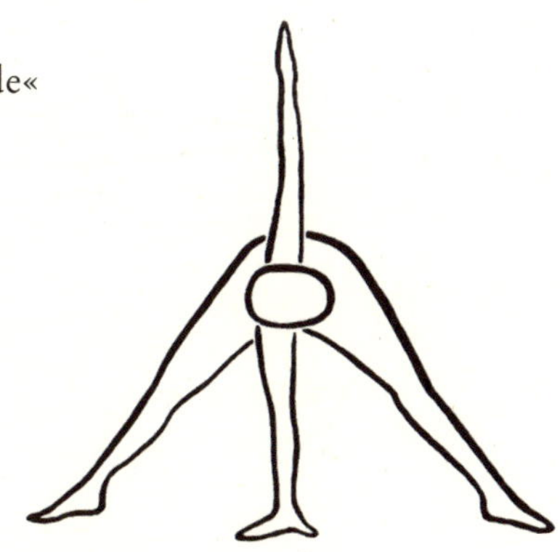

»Der freie Sitz« (Utkatasana) stärkt Rücken- und Beinmuskeln und unterstützt eine gesunde Sitzhaltung

› Aus dem aufrechten Stand mit hüftbreiten Füßen winkeln Sie die Kniegelenke an und senken den Po Richtung Erde.
› Heben Sie Ihre Arme gen Himmel und legen Sie die Handflächen aneinander.
› Spannen Sie die Bauchmuskeln an und beugen Sie Ihre Arme und den Rücken leicht nach hinten.
› Für zehn Atemzüge in der Luft »frei sitzen«, danach richten Sie Ihren Oberkörper wieder gerade auf und lassen ihn anschließend locker nach unten aushängen.
› Die Asana wiederholen.

Tipp: Yogis bedürfen keines Stuhles als Sitzgelegenheit, denn sie vermögen dank ihres kräftigen Rückens frei in der Luft zu sitzen.

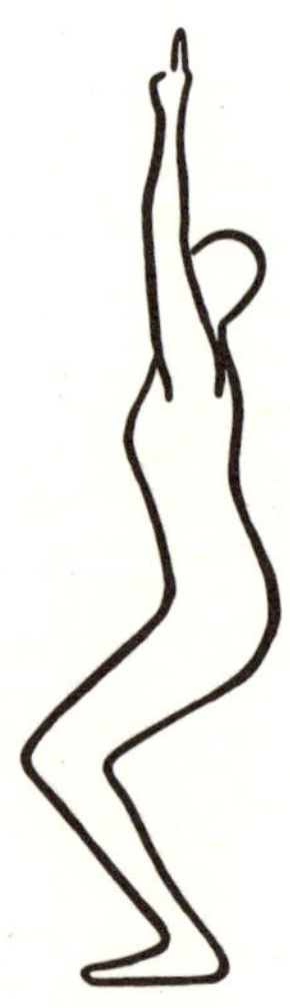

»Die Brücke« (Setu Bandhasana) kräftigt Rücken- und Schultermuskeln und trainiert die Beckenbodenmuskulatur

- › Legen Sie sich in Rückenlage und stellen Sie Ihre Füße mit angewinkelten Beinen auf.
- › Heben Sie das Becken einige Male sanft zum Himmel und wieder zur Erde, bis Ihr Rumpf angehoben nur noch von den Schultern und Füßen getragen wird.
- › Legen Sie Ihre Handinnenseiten an den Po und rücken Sie dabei Ihre Ellbogen unter dem schwebenden Rücken enger zusammen.
- › Heben Sie das Becken stützend noch weiter zum Himmel und belassen Sie beide Fersen dabei auf der Erde.
- › Atmen Sie tief zehnmal ein und aus, dann senken Sie den Rumpf wieder ab und strecken die Beine zum Nachspüren aus.
- › Die Übung wiederholen.

Tipp: Nicht bei Bluthochdruck oder starken Kopfschmerzen ausführen! Bewusst angespannte Beckenbodenmuskeln helfen, Rücken und Becken weiter nach oben zu führen.

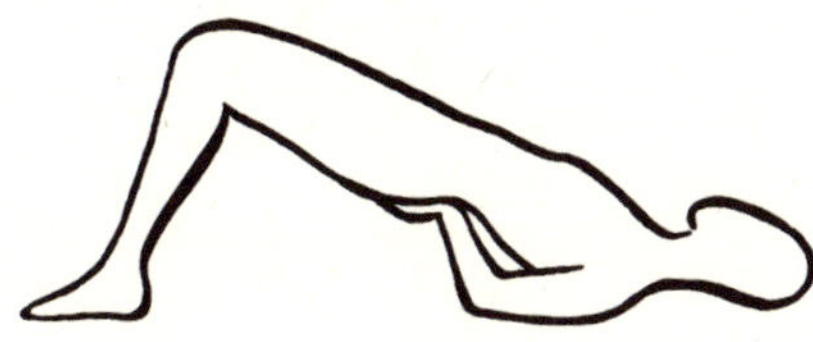

Ordnung im Bauchraum: der Mond im Zeichen der Jungfrau

Dem Sternbild Jungfrau wird die untere Bauchregion im menschlichen Körper zugeordnet, in der die Verdauungsorgane Dünndarm und Dickdarm, aber auch die Bauchspeicheldrüse sowie die Milz als Teil des lymphatischen Systems des Körpers beheimatet sind. In diesen Organen geht eine geradezu unglaubliche, akribische Arbeit vonstatten, denn hier wird Gutes (also brauchbare Nahrungsmoleküle) von Schlechtem (unverdauliche Nahrungsanteile) getrennt. Der Darm ist wie eine Fabrik, in der des Nachts Millionen von Arbeitern in Gestalt von Bakterien, Enzymen und biochemischen Botenstoffen ans Werk gehen, um die mitunter unachtsam zugeführte Nahrung zu sortieren, nährende Elemente dem Blutkreislauf zuzuführen und anderes als nicht verwertbar aus dem Körper auszuscheiden.

Ein träger Darm ist ein weitverbreitetes Beschwerdebild, das zum Teil inadäquater Nahrung und zum Teil dem allgemeinen Bewegungsmangel geschuldet ist. Der Darm liegt in mehreren Metern Länge im unteren Bauchraum und kann nur gute Arbeit leisten, wenn er sich bewegt. Die Darmperistaltik ist in vielen Fällen jedoch eingeschränkt, weil der Bauchraum im Sitzen zusammengestaucht wird. Asanas, die die Bauchregion dehnen, weiten und drehen, sind genau die richtigen Übungen für die Mondtage, die unter dem Zeichen der Jungfrau stehen. Verstopfung ist mit lösungsorientierter Hatha-Yoga-Praxis kein Thema mehr, wogegen der anhaltende Gebrauch von Abführmitteln, so »natürlich« diese auch sein mögen, den Darm nur fauler macht, bis die Darmperistaltik nach und nach gar nicht mehr auf natürliche Reize, vor allem auf die Nahrungszufuhr, reagiert.

Psychosomatisch geht es bei Dickdarmbeschwerden um das Thema des Festhaltens und darum, alles in akribischer Ordnung halten zu wollen. Kontrolle und Loslassen stellen einen Gegensatz dar – beim täglichen Stuhlgang geht es ums Loslassen. Bauchspeicheldrüsenkrebs ist ein symptomatisches Beispiel für extremen Kontrollwillen und unterdrückte Aggression gegen sich selbst, was der Seelenfreiheit sowie dem gesamten Wohlbefinden schadet. In solchen Fällen ist nicht die Seele der Lebensführer im Menschen, sondern das Ego, das Kontrolle im Übermaß haben will.

Die Minimierung des Egos ist ein essenzielles Ziel des geistigen Yogapfades. Es ist hilfreich, jede Handlung und jeden Gedanken auf die Motivation hin zu überprüfen. Ist die vertretene Meinung oder vollzogene Handlung egomotiviert und kommt der Wunsch aus der Kraft des Herzens zum Wohle vieler? Asanas beispielsweise, die den Körper nach hinten beugen, vollbringen den Brückenschlag zwischen Ego-Ehrgeiz und Herzenswunsch, denn die Bauchregion wird geweitet, das Bauchgehirn angeregt und die Diktatur des Verstandes minimiert, indem man sich auf die Mitte des Körpers konzentriert.

Das Sternbild Jungfrau ist ein Erdzeichen und damit für die Nahrungsqualität Salz zuständig (wie Stier und Steinbock). Bezüglich der Verdauungsarbeit, die dem Zeichen Jungfrau zugeordnet ist, kommen zusätzlich einige Aspekte des Biorhythmus zum Tragen, der von Sonne und Mond gesteuert wird. Nach der inneren biologischen Uhr gibt es nicht nur Tage, an denen bestimmte Nahrungsstoffe besser oder schlechter vertragen werden, sondern auch Tageszeiten, in denen die Nahrungsaufnahme ideal ist. Die Hinweise des traditionellen Mondkalenders sind voll von Tipps unter den Aspekten des richtigen Zeitpunkts: Morgens braucht der Körper Energie für den Tag, denn die nächtliche Verdauungsarbeit hat alle Kalorien verbrannt. Spätestens eine halbe Stunde nach dem Aufstehen sollten Sie frühstücken. Der ideale Zeitpunkt für ein ausgewogenes Mittagessen ist nach dem Biorhythmus zwischen 12 und 14 Uhr. Abends kann der Körper am besten fettarme und kohlenhydratfreie Nahrung verarbeiten, und frühestens drei Stunden nach der letzten Nahrungsaufnahme sollte erst die erholsame Bettruhe folgen. Die Einhaltung dieser Grundregeln ist vermutlich in den modernen Zeiten, in denen wir leben, nicht einfach, aber machbar. Der Körper dankt mit langlebiger Gesundheit.

Eines Nachts lachte der Mond über
den dicken Bauch des indischen Gottes
Ganesha, der unterhalb seines Elefantenkopfes
während eines nächtlichen
Spaziergangs im Vollmondlicht hervorlugte.
»Zu viele Ladhus (indische Süßspeise)«,
sagte der Mond. Das machte Ganesha zornig,
weil sein Ego wusste, dass dies wahr war.
Wütend brach er sich einen Stoßzahn ab und
schleuderte ihn gegen den Mond.

Indische Götterlegende

»Die Libelle« (Brahmarasana) dehnt den Bauchraum und stärkt den Rücken

- Positionieren Sie sich in Bauchlage; Stirn und Nase liegen mittig am Boden und die Arme führen Sie zum Rücken.
- Lassen Sie die Finger beider Hände wie zum Gebet ineinandergreifen und ziehen Sie Schultern und Arme Richtung Füße.
- Spannen Sie die Beckenboden- und Pomuskeln an und atmen Sie tief aus.
- Einatmend heben Sie die Schulter an, lassen den Kopf folgen und ziehen Ihre Hände noch weiter Richtung Füße.
- Atmen Sie zehnmal ein und aus und spüren Sie die Dehnung des Bauchraums, bevor Sie sich zur Erde ablegen, die Finger voneinander lösen und den Kopf seitlich wenden zum Nachspüren.
- Wiederholen Sie die Übung.

Tipp: Den Kopf nicht zu weit in den Nacken drücken und mit tiefer Einatmung den Bauchraum weiten!

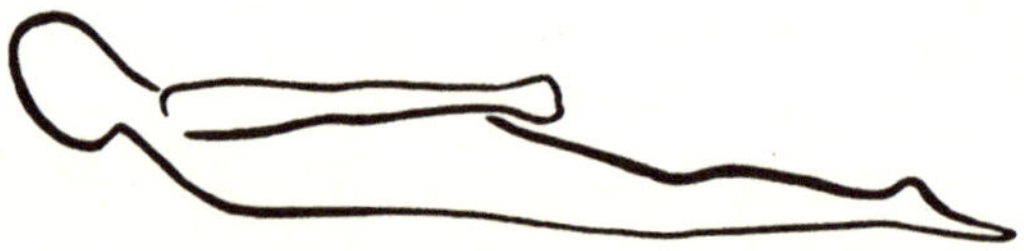

»Die Sphinx« (Ardha Bhujangasana) verstärkt die Durchblutung im gesamten Bauchraum

- Legen Sie sich in Bauchlage auf die Yogamatte, Beine eng aneinanderliegend.
- Positionieren Sie Stirn und Nase zur Erde und legen Sie die Handflächen neben den Kopf.
- Drücken Sie das Becken zur Erde; einatmend stützen Sie sich auf die Hände.
- Heben Sie zuerst die Schultern, dann den Kopf an und plazieren Sie Ihre Ellbogen vor der Brust.
- Stützen Sie sich auf die Unterarme und setzen Sie die Kraft Ihrer Armmuskeln ein, um den Oberkörper bis zum Bauchnabel aufzurichten.
- Achten Sie darauf, Ihre Schultern gen Erde und die Schulterblätter gen Wirbelsäule zu ziehen.
- Tief atmend verweilen Sie etwa 20 Atemzüge lang.

Tipp: Die Asana »Sphinx« dehnt den oberen Bauchraum und gelingt besser, wenn Sie sich auf die rückwärtige Biegung der Brustwirbelsäule konzentrieren!

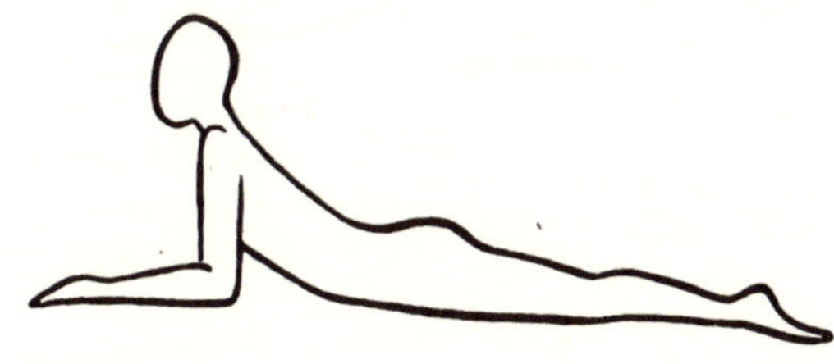

»Das Boot« (Navasana) trainiert die Bauchmuskeln und regt die Verdauungstätigkeit an

- Setzen Sie sich mit angewinkelten Beinen und aufgestellten Füßen auf den Boden.
- Neigen Sie Ihren Oberkörper mit geradem Rücken nach hinten und heben Sie die Füße etwas von der Erde.
- Spannen Sie die Bauch- und Beckenbodenmuskeln an und heben Sie das Brustbein an.
- Neigen den Oberkörper so weit nach hinten, dass Sie die Beine schwebend nach oben strecken können.
- Positionieren Sie die Arme in Kniehöhe ohne Körperkontakt und halten Sie die Balance einige Atemzüge.
- Mit aufgestellten Füßen und rundem Rücken spüren Sie nach und wiederholen die Übung.

Tipp: Diese Asana nicht direkt nach Mahlzeiten ausführen! Auf eine gerade Wirbelsäule und feste Rückenmuskulatur achten!

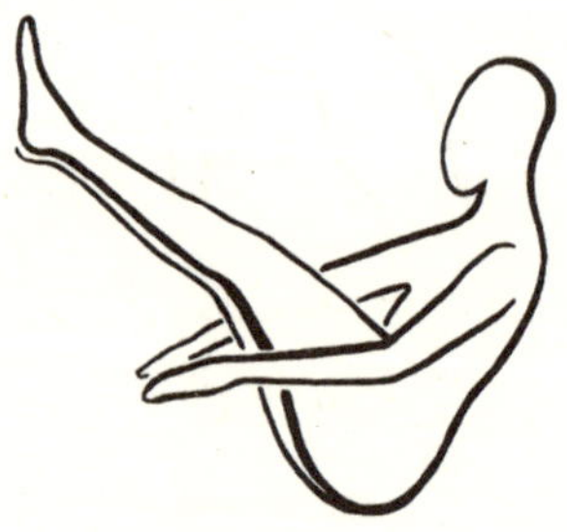

»Das Kamel 3« (Ustrasana 3) intensiviert die Durchblutung aller Bauchorgane

- Gehen Sie in den Kniestand und stellen Sie die Zehenballen auf.
- Spannen Sie die Pobacken fest an, schieben Sie Ihr Becken nach vorne, so dass der Oberkörper sich nach hinten neigen kann.
- Stützen Sie sich mit den Händen an den Fersen ab, dehnen Sie tief atmend die gesamte Vorderseite des Körpers, den Kopf nur leicht nach hinten geneigt.
- Halten Sie die Asana zehn Atemzüge lang, dann heben Sie zuerst den Kopf an und richten Sie sich wieder achtsam auf.
- Spüren Sie in der Kind-Haltung nach, bevor Sie die Übung wiederholen.

Tipp: Beim Wiederaufrichten darauf achten, dass Sie mit beiden Schultern gleichzeitig nach vorne kommen – das fällt leichter mit angespannten Beckenbodenmuskeln.

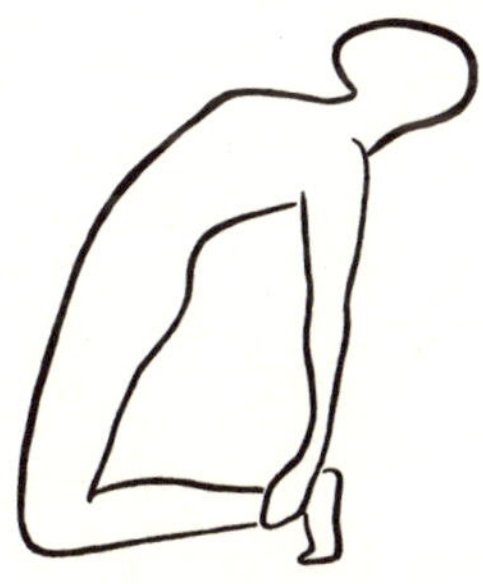

»Das Kuhgesicht« (Gomukhasana) massiert alle Bauchorgane und regt die Verdauung an

- Aus dem Fersensitz den Po nach links und die Beine nach rechts legen.
- Führen Sie Ihr rechtes Bein angewinkelt über das linke Bein und legen Sie es links von sich ab.
- Richten Sie Ihren Rücken auf und führen Sie Ihren linken Arm nach oben.
- Den rechten Arm führen Sie hinter den Rücken.
- Fassen Sie die Hände im Rücken und weiten Sie mit tiefer Atmung Brustkorb und Bauchraum.
- In der Kind-Haltung nachspüren und die Asana anschließend mit dem linken Bein und dem rechten Arm erhoben wiederholen.

Tipp: Wenn Ihre Hände im Rücken nicht zueinanderfinden, verwenden Sie einen Gürtel oder ein Seil, das Sie in beiden Händen halten.

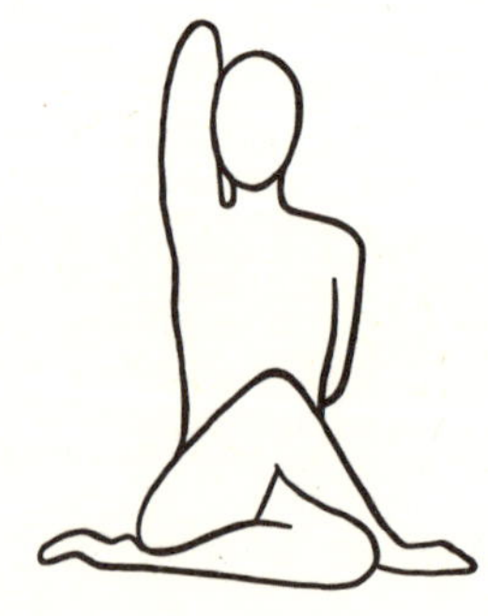

»Die Kobra 3« (Bhujangasana 3) dehnt die gesamte Vorderseite des Körpers und fördert die Durchblutung der Bauchorgane

› Begeben Sie sich in die Hund-Haltung und strecken Sie Ihren Rücken und die Beine intensiv.

› Verlagern Sie Ihr Körpergewicht weit nach vorne auf die Hände und senken Sie die Knie und Oberschenkel zur Erde.

› Die Po- und Bauchmuskeln sind angespannt und der Beckenbereich schwebt.

› Stützen Sie sich fest auf die Arme, ziehen Sie die Schultern nach hinten und wölben Sie das Brustbein nach vorn.

› Der Scheitel zieht zum Himmel, und Sie halten die Asana zehn Atemzüge lang. Anschließend legen Sie sich zum Nachspüren in die Bauchlage, bevor Sie die Übung ein zweites Mal ausführen.

Tipp: Achten Sie darauf, den unteren Rücken nicht zu stauchen, sondern mit der ganzen Wirbelsäule einen gesunden Bogen zu formen!

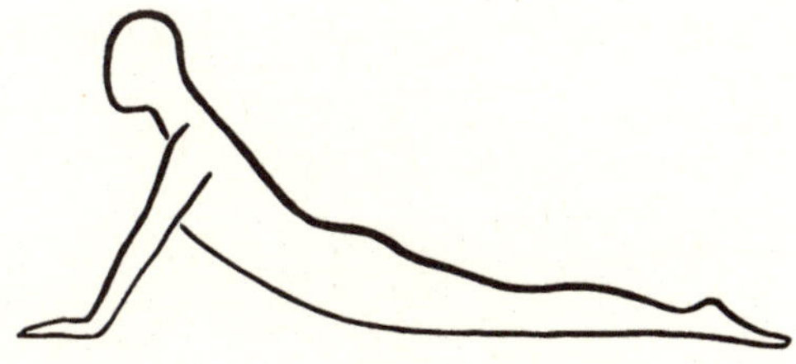

»Der liegende Baum« (Vrskasana liegend) massiert und durchblutet die seitlichen Bauchorgane

- Legen Sie sich in Rückenlage, stellen Sie den rechten Fuß auf, ziehen Sie das Bein zum Körper heran und fassen Sie mit der rechten Hand an den rechten Fuß.
- Strecken Sie den linken Arm in Schulterhöhe aus, lassen Sie den Nacken locker und ziehen Sie das rechte Bein mit der Hand am Fuß gen Himmel.
- Ausatmend führen Sie das rechte Bein gestreckt mit der Hand am Fuß nach rechts zur Erde.
- Bleiben Sie zehn Atemzüge in der Asana, atmen Sie tief in die rechte Flanke.
- Dann heben Sie das Bein zurück gen Himmel, ziehen es angewinkelt zum Körper, stellen den Fuß auf und legen das Bein zur Erde ab.
- Die Übung mit dem linken Bein wiederholen.

Tipp: Achten Sie darauf, die Hüfte nahe zur Flanke zu ziehen, damit die seitliche Bauchregion intensiv durchblutet wird! Versuchen Sie beide Schultern in Bodenkontakt zu halten.

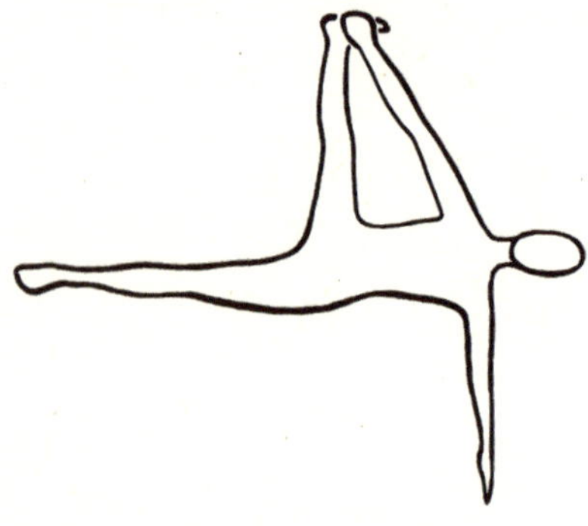

»Die Lotosblüte« (Padmasana) entlastet Gelenke und Knochen

- Legen Sie sich in Rückenlage auf die Übungsmatte.
- Stellen Sie die Füße auf, dann führen Sie die Knie jeweils nach links und rechts außen.
- Legen Sie die Fußsohlen aneinander und schieben Sie die Füße so weit vom Beckenboden weg, dass die gesamte Wirbelsäule von der Erde getragen wird.
- Führen Sie die Handflächen oder nur die Fingerkuppen über dem Kopf zusammen.
- Achten Sie darauf, die Arme von der Erde tragen zu lassen, und atmen Sie tief in den Bauchraum, damit die inneren Organe sich entspannen können.
- Verweilen Sie für etwa 20 Atemzüge oder länger.

Tipp: Visualisieren Sie während der Haltung alle aktiven Organe im Bauchraum und senden Sie ihnen Dank und heilende Energie.

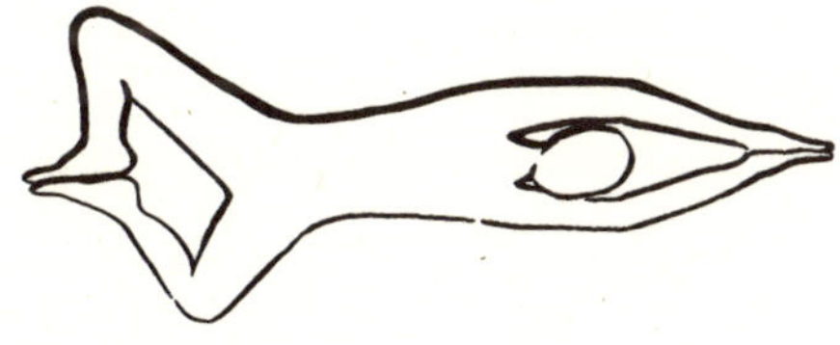

Balance im Becken: der Mond im Zeichen der Waage

Das Sternbild Waage sorgt für kosmische Balance im astrologischen Sinne, aber auch im irdischen Leben. Die Körperregion des inneren und äußeren Beckens ist dem Zeichen der Waage zugeordnet, und tatsächlich sind diese Teile des Bewegungsapparates auch auf körperlicher Ebene für die Balance durch Aufrichtung und Koordination des Oberkörpers mit dem Unterkörper und für die Harmonie zwischen linker und rechter Körperhälfte zuständig. Die rhythmische Bewegung eines schwingenden Beckens, ausgelassenes Tanzen oder eine Bewegung in erhabener Balance ist den Aufgaben der Asanas im Hatha-Yoga nicht unähnlich. Das Leben still sitzend zu verbringen ist nicht das Ziel unseres irdischen Daseins, denn Entdeckergeist und Vorwärtskommen sind dem Menschen zutiefst eingepflanzt, weshalb er über einen *Bewegungs*apparat verfügt. Passende Yogaübungen für Waage-Tage sind Balanceübungen, aber auch Asanas, die die Durchblutung im Beckenbereich fördern und die Beckenbodenmuskulatur stärken.

Die dem Sternbild der Waage zugeordneten Organe Nieren und Blase sorgen ebenfalls für Balance durch permanente Überwachung der Wasserbilanz im Organismus. Alle nicht verwertbaren flüssigen Substanzen oder mineralischer Überschuss werden von den Nieren an Wasser gebunden und als Urin über die Blase ausgeschwemmt. Aufgrund dieser Wasserbilanzierung und aufgrund eines teilweisen Mitwirkens an der Hormonbilanz im Blut nehmen die Nieren auch Einfluss auf den Blutdruck im Herz-Kreislauf-System. Erhöhter innerer Druck steht stets mit äußerer Belastung und Druck in unmittelbarer Umgebung in Verbindung. Die Nieren sind zudem ein paariges Organ, das symbolisch für familiäre Verbundenheit steht. Wenn jemandem etwas »an die Nieren geht«, ist dies häufig verbunden mit Problemen zwischen Geschwistern oder zwischen Eltern und Kindern (partnerschaftliche Probleme spiegeln sich dagegen, wie bereits erwähnt, im Lungenbereich wider).

Die Nieren sind sehr sensible Organe, denn sie besitzen die Weisheit, Wahres von Unwahrem zu trennen – man könnte auch sagen, Unschönes wird gereinigt und verwandelt, damit Schönes bleibt und besteht, ganz so, wie das Sternbild Waage an sich eine Allegorie für Schönheit, Ästhetik und Harmonie ist.

Um diesen Wandel und Trennungsprozess sowohl feinstofflich als auch grobstofflich auf körperlicher Ebene zu unterstützen, gilt immer, aber besonders an Waage-Tagen, nachmittags zwischen 15 und 17 Uhr viel klares Wasser oder Kräutertee zu trinken, um die Nierenfunktion zu unterstützen und so dem Nieren-Blasen-System zu helfen, den täglichen Ballast aus dem Körper zu spülen, bevor die Nachtruhe beginnt. Geschwollene Oberlider am Morgen sind mögliche Hinweise überlasteter Nieren, die es nachts schwer haben, den Körper zu entgiften und beispielsweise gegen eventuelle Nahrungsmittelunverträglichkeiten anzukämpfen. Achten Sie darauf, wann die Augen besonders geschwollen sind, und stellen Sie eine Verbindung zu Ihren abendlichen Mahlzeiten her. Eventuell vertragen Sie einige Nahrungsbausteine schlecht. Helfen Sie Ihrem Körper, indem Sie auf diese Weise ermittelte spezifische Lebensmittel abends meiden. Luft ist das Element der Waage und Fett die entsprechende Nahrungsqualität (wie beim Zwilling und Wassermann), so dass Fett unter Umstände generell an Tagen der

Mondpassage durch das Sternbild der Waage weniger gut vertragen wird. Blicken Sie sich selbst in die Augen!

Du Herrscherin des Mondes,
des Zaubers Königin und mächtige Zauberin der Nacht,
Göttin aus der tiefen Zeit.
Diana, Isis, Tanith und Artemis,
wir rufen deine Kräfte uns zur Hilfe hier!

Heidnische Anrufung der Mondgöttin

»Die Mutter-Haltung« lockert die Hüftgelenke und macht den Beckenraum geschmeidig

- Setzen Sie sich im Meditationssitz auf den Boden (nicht auf ein Kissen), richten Sie den Rücken auf und heben Sie Ihren linken Fuß an.
- Legen Sie den linken Fuß in Ihre rechte Ellbogenbeuge und umfassen Sie das angehobene linke Bein mit Ihrem linken Arm von außen.
- Wiegen Sie nun Ihr linkes Bein wie ein Kind in Ihren Armen sanft etwa 20-mal vor und zurück, um die Hüftgelenke zu lockern.
- Anschließend legen Sie das linke Bein wieder ab und führen die Übung mit dem rechten Bein aus.

Tipp: Wenn der untere Rücken leicht gerundet ist, kann die Hüfte leichter vor und zurück bewegt werden.

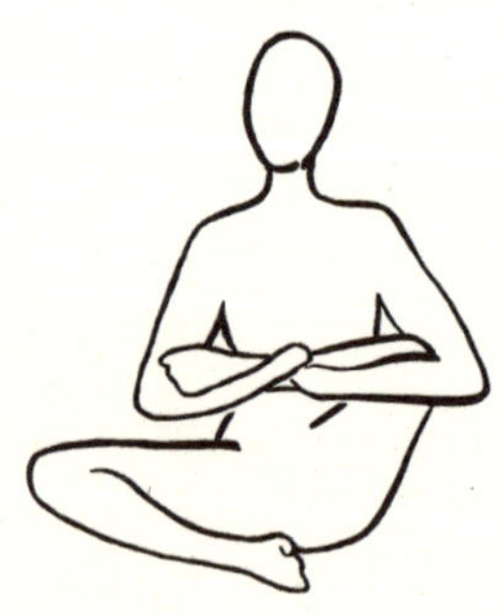

»Die Waage« harmonisiert den Stoffwechsel und das Nervensystem

› Stellen Sie die Füße eng aneinander und lassen Sie Ihre Arme an den Flanken liegen, während Sie den Oberkörper sanft nach vorne neigen, bis dieser waagerecht zur Erde ausgerichtet ist.
› Blicken Sie auf einen Fixpunkt am Boden, während Sie das rechte Bein weit anheben.
› Strecken Sie die Arme waagerecht nach vorne aus, legen Sie die Handflächen aneinander und verweilen Sie in der Balanceposition sechs Atemzüge oder länger.
› Führen Sie zuerst die Arme nach hinten, dann das Bein nach unten und dann den Oberkörper nach oben.
› Bauen Sie die Übung Schritt für Schritt auf, während das linke Bein angehoben bleibt.

Tipp: Üben Sie diese Position zu Anfang mit Ihren Händen an der Wand oder auf einer Fensterbank abgestützt, um Ihr Gleichgewichtsorgan zu trainieren!

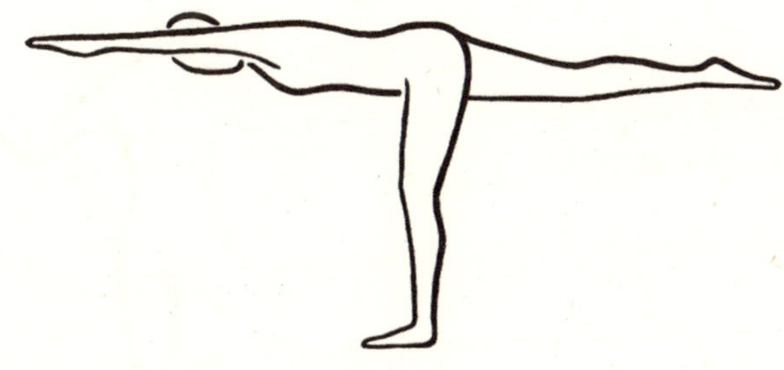

»Der tanzende Mond« (Maha Natarajasana) harmonisiert den Geist und trainiert die Hüft- und Beinmuskeln

- Stellen Sie sich mit eng positionierten Füßen aufrecht hin und blicken Sie geradeaus auf einen Fixpunkt.
- Spannen Sie die Beckenbodenmuskeln an und winkeln Sie beide Knie etwas an.
- Heben Sie das linke Bein angewinkelt an und halten Sie den Fuß vor das rechte Knie, ohne dieses zu berühren.
- Breiten Sie die Arme seitlich aus, ohne die Ellbogen zu strecken.
- Verweilen Sie in der Asana zehn oder mehr Atemzüge, spüren Sie die beruhigende Wirkung.
- Danach führen Sie zuerst die Arme, dann das linke Bein nach unten.
- Wechseln Sie die Beinposition und führen Sie die Übung auf dem linken Standbein aus.

Tipp: Angespannte Beckenbodenmuskeln helfen, die Balance zu finden und zu halten. Das Kniegelenk des Standbeins angewinkelt lassen!

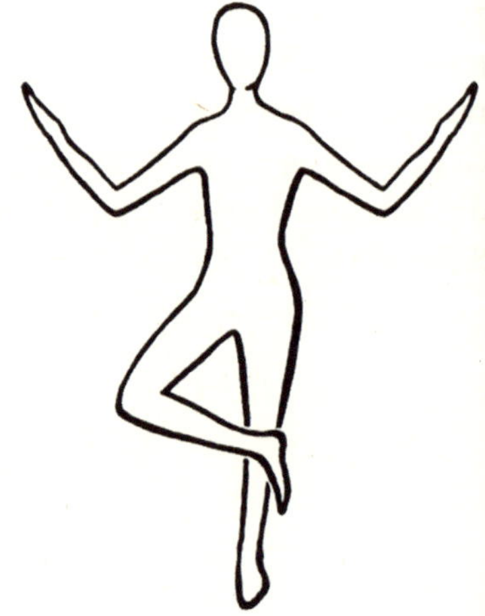

»Der Baum 3« (Vrksasana 3) trainiert das Gleichgewichtsgefühl und fördert die Durchblutung des Beckenraums

› Stellen Sie sich mit eng plazierten Füßen auf und blicken Sie auf einen Fixpunkt in Höhe der Augen.
› Spannen Sie die Beckenbodenmuskulatur an und heben Sie Ihr linkes Bein an.
› Positionieren Sie den linken Fußrücken an der Leiste Ihres rechten Beines.
› Strecken Sie die Arme wie die Äste eines Baumes aus und achten Sie auf lockere Schultern.
› Halten Sie die Balance konzentriert für zehn oder mehr Atemzüge.
› Anschließend führen Sie zuerst die Arme nach unten, dann das linke Bein.
› Wechseln Sie das Standbein und wiederholen Sie die Übung.

Tipp: Um die Balance leichter zu finden, ist es hilfreich, sich jeweils mit der linken bzw. rechten Körperhälfte neben einer Wand zu positionieren – die Nähe der Wand vermittelt Sicherheit!

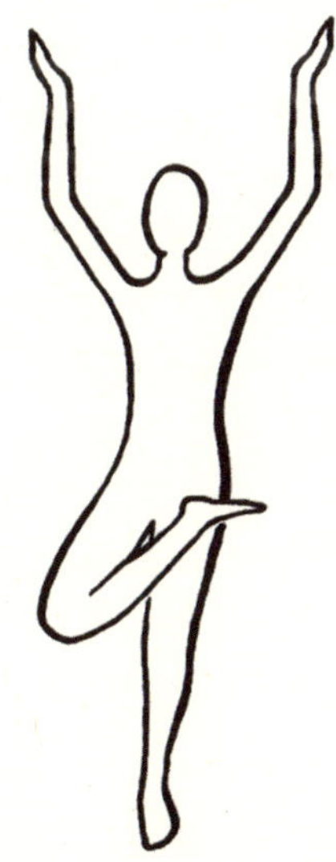

»Die große Feder« (Maha Pinchasana) weitet den Beckenraum und fördert die Durchblutung der Nieren

› Stehend drehen Sie Ihre Füße um 45 Grad nach links und stützen sich mit der rechten Hand auf einem stabilen Yogablock ab.
› Heben Sie Ihr linkes Bein weit an, strecken Sie es und drehen Sie dabei Becken, Oberkörper und Kopf nach links, bis Ihr Körper wie eine Feder schwebt.
› Halten Sie die Balance für zehn Atemzüge, dann ziehen Sie das linke Bein wieder heran, stellen den Fuß auf und richten sich wieder zur rechten Hand hin aus.
› Drehen Sie Ihre Füße nun um 45 Grad nach rechts und stützen Sie sich mit der linken Hand auf dem Block ab, um das rechte Bein und den Arm anzuheben.

Tipp: Als Hilfe können Sie ein oder zwei Yoga-Blöcke verwenden, damit Ihr Oberkörper sich weiter aufrichten kann. Nicht bei Schwindelgefühl ausführen!

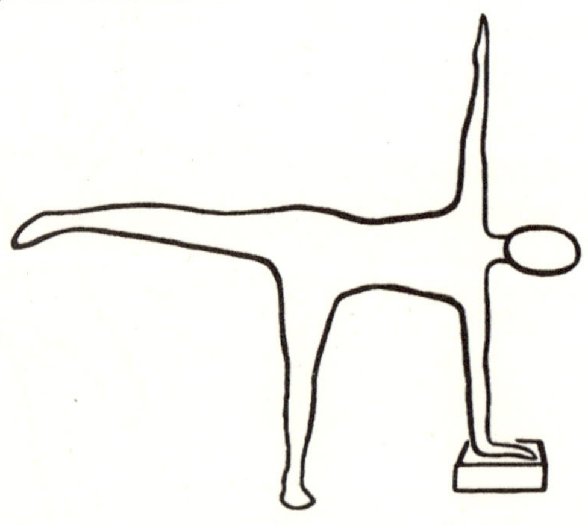

»Der gestreckte Baum« (Prasarita Vrksasana) trainiert die Muskeln des Beckenraums und der Hüften

- Stellen Sie sich aufrecht und barfuß hin, spannen Sie den Beckenboden, Bauch- und Pomuskeln an.
- Fixieren Sie einen Punkt in Augenhöhe und heben Sie Ihr rechtes Bein an, bis Sie mit der rechten Hand den rechten Fuß fassen können.
- Strecken Sie den linken Arm in Schulterhöhe aus, richten Sie den Rumpf auf und strecken Sie das rechte Bein mit dem umfassten Fuß nach rechts.
- Verweilen Sie einige Atemzüge in der Balance; dann führen Sie das Bein wieder zum Körper und den Fuß zur Erde.
- Die Übung mit dem linken Bein wiederholen.

Tipp: Um das Bein leichter anzuheben und zur Seite zu strecken, ist ein Seil hilfreich, das um den Fuß geschlungen und mit der Hand gehalten wird.

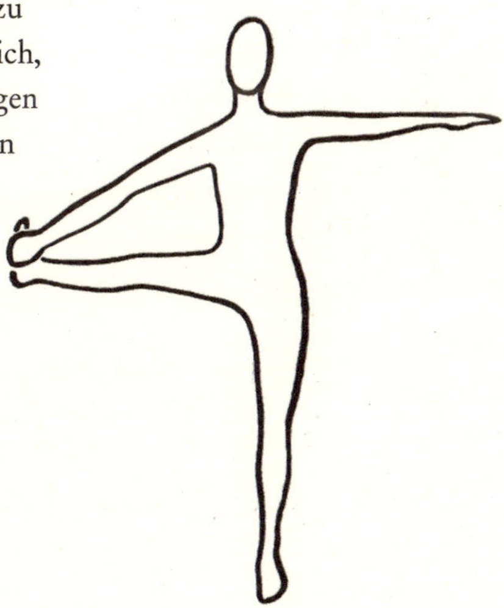

»Der Tänzer« (Nata Rajasana) fördert äußere und innere Balance sowie die Konzentrationsfähigkeit

- Fassen Sie mit Ihrer rechten Hand an die Wand, winkeln Sie Ihr linkes Bein an und heben Sie Ihren linken Fuß Richtung Po an; greifen Sie mit Ihrer linken Hand den linken Fuß.
- Halten Sie die Balance, während Sie den Rumpf nach vorne neigen.
- Strecken Sie nun den rechten Arm zum Himmel.
- Formen Sie mit Oberkörper, Arm und angehobenem Bein einen rückwärts gebeugten Bogen.
- Verweilen Sie in Balance zehn bis 15 Atemzüge lang, dann fassen Sie wieder an die Wand und stellen sich wieder auf beide Füße.
- Drehen Sie sich mit der linken Körperhälfte zur Wand und wiederholen Sie die Übung auf dem linken Bein stehend.

Tipp: Um das Bein leichter anzuheben und zur Seite zu strecken, ist ein Seil hilfreich, das um den Fuß geschlungen und mit der Hand gehalten wird.

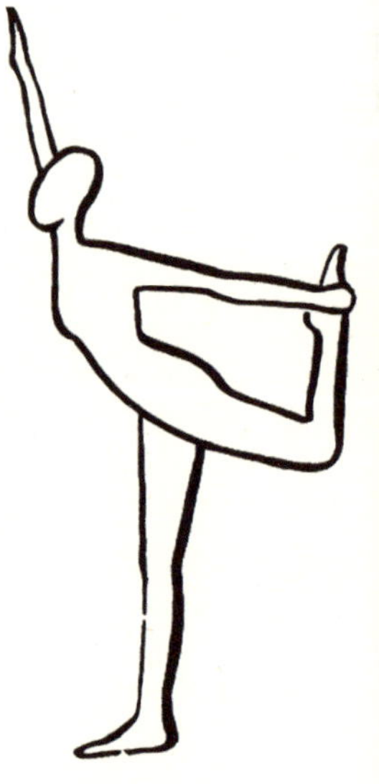

»Baby Krishna« (Pinda Krishna) intensiviert die Durchblutung des Beckenraums und entspannt die Becken- und Pomuskeln

› Legen Sie sich in Rückenlage auf die Übungsmatte und ziehen Sie die Knie zum Bauch heran.
› Grätschen Sie die Knie, heben Sie den Kopf an und fassen Sie mit der jeweiligen Hand den rechten und linken Fuß.
› Ziehen Sie die Füße auseinander und legen Sie den Kopf wieder ab.
› Drücken Sie Ihre Oberschenkel in die Leistengegend des Körpers.
› Atmen Sie tief ein und aus und verweilen Sie mindestens 20 Atemzüge lang in der Haltung.
› Anschließend lassen Sie die Füße los und strecken die Beine zum Nachspüren zur Erde aus.

Tipp: Bitte nicht bei schmerzhafter Menstruation ausführen! Regelmäßig ausgeführt, kann diese Asana Menstruationskrämpfen vorbeugen.

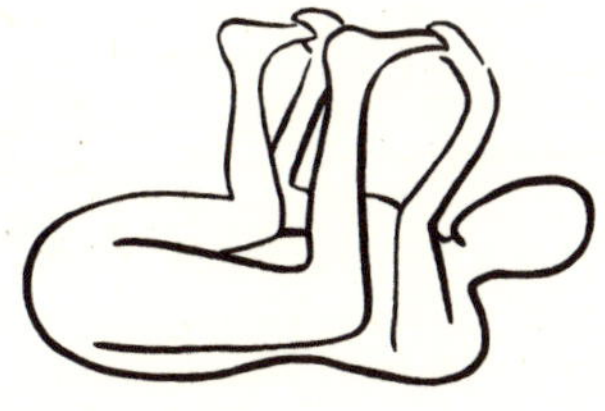

Lebendiger Unterleib: der Mond im Zeichen des Skorpions

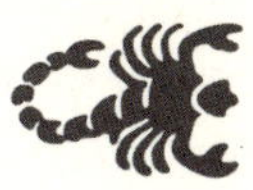

Das Sternbild des Skorpions entspricht auf körperlicher Ebene dem sogenannten Unterleib, dessen Bezeichnung schon darauf hinweist, dass diese Körperzone einstmals ein untergeordnetes Image hatte. Das Becken galt als Bereich der Sünde, obwohl sich – objektiv und ohne religiöses Stigma betrachtet – im unteren Becken das Zentrum des Lebens befindet. Das Wort Unterleib ist eine antiquierte Bezeichnung für die Körperregion, in der sich die Geschlechtsorgane von Frau und Mann befinden, und tatsächlich hätte der Unterleib, der ein Ort der Freude in erfüllter Sexualität sowie Wiege der Vitalität und des neuen Lebens ist, einen schöneren Namen verdient.

Die Geschlechtsorgane sind Sinnbild für Lebendigkeit und Fortbestand aller Wesen auf Erden. Die mit den Geschlechtsorganen verbundenen Hormondrüsen sorgen für die Ausschüttung von Hormonen, die den Körper nach den Kategorien weiblich und männlich unterscheiden lassen und in faszinierender Weise die göttliche Fähigkeit besitzen, mit der Vereinigung beider Geschlechter neues Lebens zu erschaffen.

Ein Ziel des Hatha-Yoga ist es, die Hormonproduktion der endokrinen Drüsen im Körper lange produktiv zu halten, denn diese biochemischen Botenstoffe sind der Jungbrunnen des Menschen und Garanten für ein langes, fruchtbares und auch mental gefülltes Leben: Hormone steuern auf biochemische Art auch die Gemütslage unserer Persönlichkeit. So betrachtet entscheidet der Unterleib über tiefe Empfindungen, aber auch über Leben und Tod – so wie ein Skorpion mit seinem Gift auch über Leben und Tod entscheiden kann.

Sich von inneren und äußeren Giften, von Illusionen und fehlinterpretierten Wahrnehmungen der Ratio zu befreien, sich gleichsam von der zeitweilig mentalen Schwere des Seins sowie von der Schwerkraft des körperlichen Lebens zu lösen ist das erklärte Ziel des Yoga-Pfades, der nicht nur aus der Disziplin der Asanas, sondern auch aus meditativer Praxis besteht.

Nach der yogischen Lehre schlummert im Unterleib die Lebensenergie, die als Kundalini-Schlange beschrieben wird. Die regelmäßige und jahrzehntelange Praxis des Hatha-Yoga in Kombination mit Dhyana-Yoga (Yoga der Meditation) führt eines Tages zur Erweckung dieser Energieschlange, die – einmal aktiviert – über den energetischen Kanal der Wirbelsäule vom Wurzel-Chakra zum Kronen-Chakra aufsteigt und den Menschen, über einen Energiestrahl von der Mutter Erde ausgehend, mit dem kosmischen Licht der Schöpfung verbindet. Dieses Ereignis wird als »Befreiung der Kundalini« oder »Kundalini-Erlebnis« bezeichnet und steht für den Beginn des Erleuchtungsprozesses eines nach höherem, schöpferischem Wissen strebenden Menschen. Tage, an denen der Mond durch das Sternbild des Skorpions wandert, sind daher prädestiniert für Meditationen mit Konzentration auf die Kundalini-Energie im Unterleib.

Auch in der Heilkunde Europas sind Skorpion-Tage mit traditioneller Mystik verbunden, denn allen Heilkräutern, die an solchen Tagen gesammelt oder gesät werden, schreibt man besonders gute Wirkweisen zu, die dem Menschen helfen, gesund zu bleiben oder zu werden. Zum Beispiel sind Schafgarbe, Mönchspfeffer, Frauenmantel und Traubensilberkerze natürliche Helfer bei Unterleibsproblemen. Da die Skorpion-Tage zu den Wassertagen zählen, wirkt diese Zeitqualität zusätzlich unterstützend bei der Zubereitung von Kräutertees, weil das Element Wasser mit Heilkräutern verbunden wird und die darin enthaltenen heilsamen Kräfte der Natur sich besonders gut entfalten können.

Alle Yogaübungen für die Wurzelregion im unteren Becken sind an Skorpion-Tagen besonders angezeigt und wirkungsvoll, denn sie lassen die feinstoffliche und körperliche Energie im Beckenboden und in den Geschlechtsorganen intensiver und freier fließen.

Monde und Jahre vergehen,
aber ein schöner Moment
leuchtet das ganze Leben hindurch.

Franz Grillparzer

»Das Krokodil 2« (Makarasana 2) intensiviert die Durchblutung der Leistengegend und der Geschlechtsorgane

› In Rückenlage breiten Sie die Arme locker in Schulterhöhe aus (Handflächen nach oben).
› Winkeln Sie Ihre Beine an und stellen Sie die Füße auf.
› Heben Sie das linke Bein an, überkreuzen Sie dieses mit dem rechten Bein.
› Lassen Sie den Kopf und Nacken locker und führen Sie ausatmend beide Beine nach rechts zur Erde; heben Sie die linke Hüfte weit an, drücken Sie Schultern und Arme zur Erde.
› Verweilen Sie 15 Atemzüge lang, bevor Sie die Beine und Füße wieder zurückführen.
› Schlagen Sie das rechte Bein über das linke Bein.
› Führen Sie die Beine nach links und verweilen Sie wieder 15 Atemzüge lang.

Tipp: Bitte während der Menstruation nur locker ausführen! Zur Verstärkung der Dehnung in dieser Haltung die Hand auf das obere Knie legen und Richtung Erde drücken.

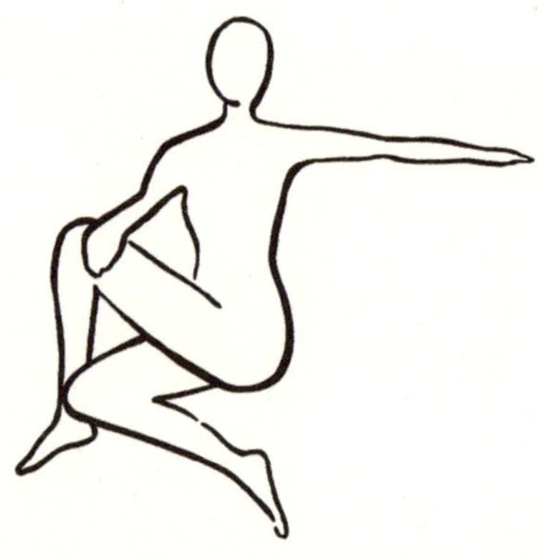

»Der gestreckte Kniekuss« (Utthita Paschimottanasana) aktiviert die Energie im unteren Becken und regt die Hormondrüsen an

› Setzen Sie sich mit ausgestreckten Beinen auf die Übungsmatte, winkeln Sie Ihre Beine an.
› Fassen Sie unter Ihre Kniekehlen und neigen Sie den Oberkörper mit geradem Rücken nach hinten.
› Spannen Sie Ihre Bauch- und Beckenbodenmuskeln an und heben Sie die Füße von der Erde.
› Strecken Sie die Beine schräg zum Himmel aus.
› Ziehen Sie die Oberschenkel nahe zum Bauch, halten Sie für acht Atemzüge die Balance.
› Stellen Sie die Füße wieder zur Erde. Führen Sie die Übung ein zweites Mal aus.

Tipp: Bitte nicht während der Menstruation ausführen! Die Konzentration auf die Muskeln des unteren Rückens hilft die Balance zu halten.

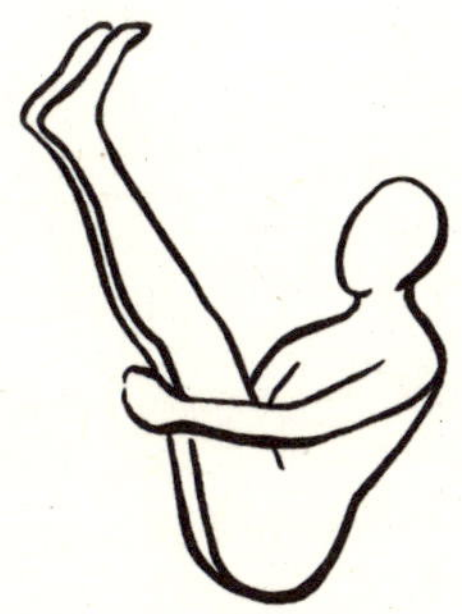

»Das sitzende Dreieck 1« (Adhah Trikonasana 1) weitet das untere Becken und massiert die Leisten beider Körperhälften

› Sitzend grätschen Sie Ihre Beine weit und richten Ihren Rücken auf.
› Winkeln Sie Ihr rechtes Bein an.
› Drehen Sie Ihren Oberkörper etwas nach rechts, so dass Ihre linke Flanke über dem linken Bein ausgerichtet ist.
› Neigen Sie den Oberkörper nach links, um mit der linken Hand Ihren linken Fuß zu fassen.
› Ihren rechten Arm führen Sie hinter den Rücken und schauen über Ihre rechte Schulter nach rechts oben.
› Atmen Sie in dieser Position zehnmal tief ein und aus, dann lösen Sie die Hand vom Fuß und richten sich langsam wieder mittig auf.
› Führen Sie die Übung zur anderen Seite aus.

Tipp: Achten Sie darauf, den Oberkörper mit der Flanke zum Bein hin zu neigen, ohne ihn zu verdrehen!

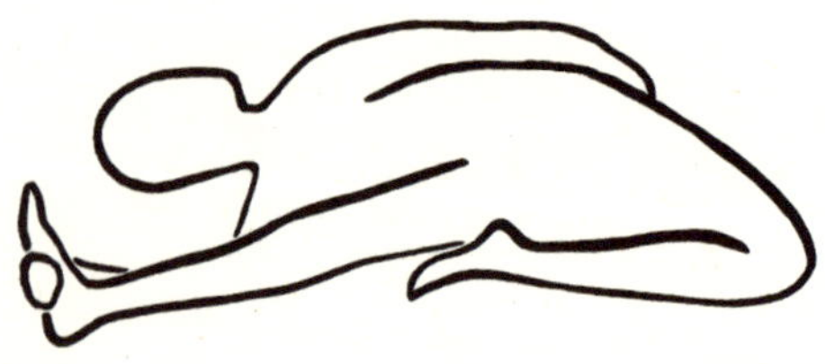

»Der Drehsitz 1« (Matsyendrasana 1) vitalisiert die Hormonproduktion der Geschlechtsorgane

- › Setzen Sie sich mit gestreckten Beinen auf die Yogamatte.
- › Drehen Sie den Oberkörper etwas nach links, winkeln Sie Ihr linkes Bein an und plazieren Sie die linke Hand hinter sich (Finger zeigen vom Körper weg).
- › Umfassen Sie das linke Bein mit Ihrem rechten Arm.
- › Jeweils ausatmend drehen Sie sich etwas nach links hinten.
- › Der Scheitel zieht zum Himmel, das Brustbein ist angehoben und die Schultern bleiben locker.
- › Verweilen Sie 15 Atemzüge lang, dann strecken Sie das Bein und drehen sich sanft zurück zur Mitte.
- › Wiederholen Sie die Übung nach rechts drehend mit angewinkeltem rechtem Bein.

Tipp: Nach einiger Zeit die hintere Hand weiter in Drehrichtung versetzen, dann kann sich auch der Oberkörper noch weiter drehen!

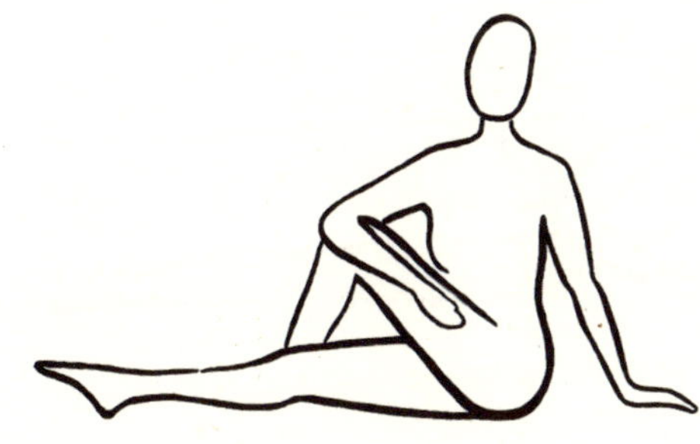

»Die Kobra 2« (Bhujangasana 2) dehnt den Beckenraum und kräftigt die Beckenbodenmuskulatur

- Legen Sie sich in Bauchlage, positionieren Sie Ihre Beine eng zueinander und plazieren Sie Ihre Hände unter den Schultern; Arme und Ellbogen liegen nahe am Oberkörper.
- Spannen Sie die Pobacken an und heben Sie einatmend die Schulter vom Boden ab.
- Stützen Sie sich auf die Hände und heben Sie den Kopf und die Brust mit an.
- Die Arme bleiben angewinkelt und stützen den Oberkörper.
- Ausatmend legen Sie Kopf und Schultern wieder zur Erde ab.
- Machen Sie diese Auf-und-ab-Bewegung etwa 15-mal und strecken Sie dabei die Arme nie durch.
- In entspannender Bauchlage nachspüren und den Asana-Flow dann wiederholen.

Tipp: Diese Asana ist hilfreich bei Menstruationsbeschwerden, da unter anderem die Muskeln im Inneren des Beckens trainiert werden.

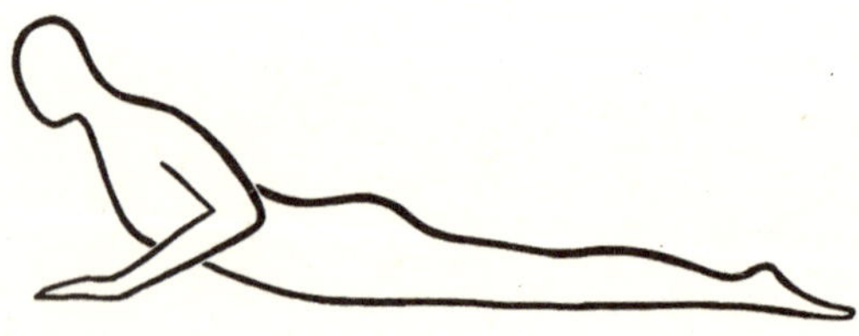

»Die Venenpumpe 3« vitalisiert den Unterleib und kräftigt die Muskeln des Beckenraums

Legen Sie sich in Rückenlage, stellen Sie Ihr linkes Bein auf und drücken Sie den linken Fuß zur Erde.

- Strecken Sie den Fuß vom rechten Bein, heben Sie das Bein gestreckt einatmend nahe zum Körper.
- Ziehen Sie den Fuß Richtung Schienbein und führen Sie ausatmend das Bein zur Erde; stoppen Sie kurz vorm Boden ab, strecken Sie die Zehen wieder, um das Bein erneut anzuheben.
- Führen Sie diese Bewegung mindestens 20-mal aus.
- Legen Sie beide Beine ab und spüren Sie nach.
- Wiederholen Sie die Übung mit aufgestelltem rechtem Bein und gestrecktem linkem Bein.

Tipp: Durch die Auf-und-ab-Bewegung des Beines wird der gesamte Unterleib intensiv durchblutet. Nacken locker lassen und auf den Beckenboden konzentrieren!

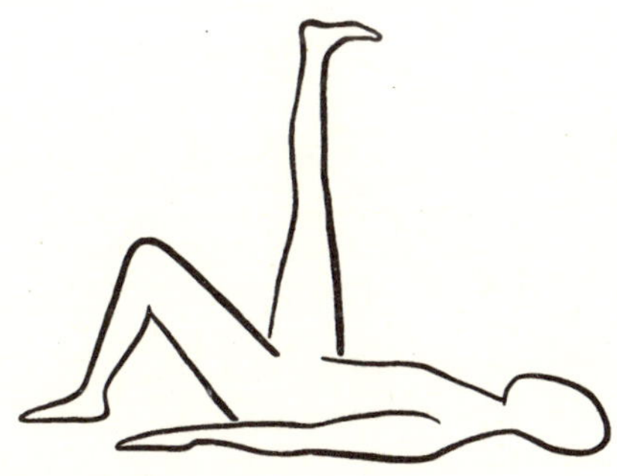

»Der Bodenkuss« (Upavistha Konasana) dehnt Beine und Becken und intensiviert die Durchblutung der Geschlechtsorgane

› Setzen Sie sich mit weit gegrätschten Beinen auf die Übungsmatte.

› Neigen Sie Ihren Oberkörper mit gerader Wirbelsäule nach vorne und stützen Sie sich mit den Händen auf dem Boden ab.

› Mit jeder Ausatmung rücken Sie die Hände weiter vom Beckenboden weg, der Oberkörper neigt sich weiter zur Erde.

› Konzentrieren Sie sich auf den Beckenboden und das Wurzel-Chakra.

› Idealerweise neigen Sie den Rumpf so weit nach unten, bis Sie den Boden küssen können.

› Verweilen Sie einige Atemzüge, rollen Sie dann mit rundem Rücken nach oben auf und wiederholen Sie die Übung.

Tipp: Nicht während der Menstruation ausführen! Die Asana kann auch mit den Händen die Füße berührend oder festhaltend ausgeführt werden.

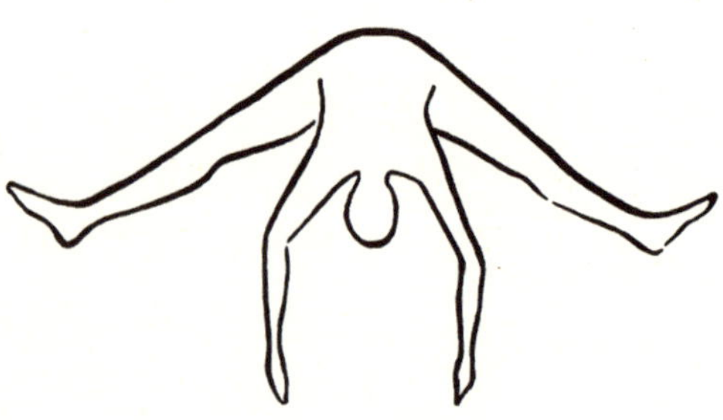

»Das Zwerchfellsiegel« (Uddiyana Bandha) trainiert den unteren Beckenraum und stärkt sexuelle Energie

- Stellen Sie sich aufrecht hin, Füße hüftbreit, und spüren Sie Ihre Atmung bewusst.
- Ausatmend neigen Sie den Oberkörper nach vorne und stützen die Hände auf den Oberschenkeln ab.
- Sie atmen weiter tief aus (nicht einatmen!) und ziehen dabei den Bauchnabel mit Hilfe der Bauchmuskeln ganz tief ins Innere des Körpers.
- Gehen Sie während dieser langen Ausatmung etwas in die Knie, drücken Sie das Becken nach unten, immer noch ausatmend.
- Wenn keine Ausatemluft mehr fließt, lassen Sie locker, hängen den Oberkörper nach unten aus und atmen dann erst wieder ein.
- Richten Sie sich auf und wiederholen Sie die Übung noch maximal viermal.

Tipp: Nicht während der Menstruation ausführen! Diese Pranayama-Übung weckt die Kundalini-Energie und war jahrtausendelang Bestandteil einer yogischen Geheimlehre.

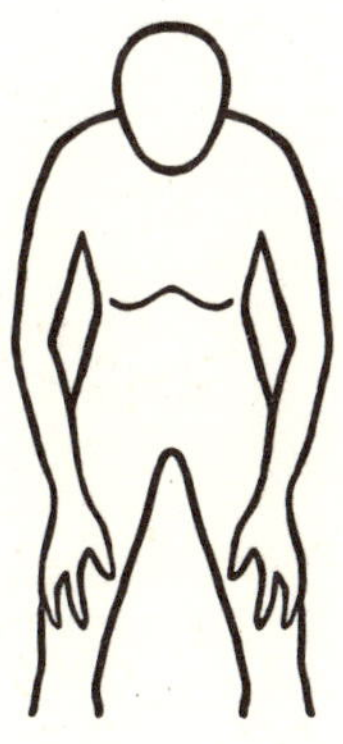

Stabile Beine: der Mond im Zeichen des Schützen

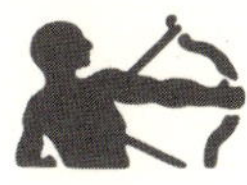

Um die Welt weitläufig und vorausschauend zu beobachten und mit den Augen gezielt Punkte anvisieren zu können, bedarf der Menschen einer aufrechten Position, die von stabilen Beinen getragen wird. Das Sternbild Schütze beherrscht die Körperregion der Hüften und Oberschenkel, deren Muskeln stabil sein müssen, um ein Ziel ins Auge fassen zu können. Die Beinvenen sorgen für eine gute Durchblutung der Beinmuskeln und verleihen einem Schützen, der ins Weite blickt, eine stabile, geerdete Position. Das entspricht der Wirkung des Yogatrainings, insbesondere bei allen Asanas, die im Stehen ausgeführt werden. Positionen wie die Helden-Haltungen, Bogenschütze und Trikonasana (Dreieck) sind ideale Begleiter des Körpers an Schütze-Tagen.

Die Beine sind die wichtigsten Fortbewegungselemente des menschlichen Körpers – schade, dass sie so oft unter Schreibtischen versteckt werden und stillhalten müssen. Um den Bewegungsapparat gesund und beweglich zu erhalten, dienen fast alle Asanas des Yoga entweder der Kräftigung der Beinmuskulatur oder der Dehnung dieser Muskeln, die ebenso wichtig ist wie das aufbauende Muskeltraining. Verspannungen des Rückens sind immer im Zusammenhang mit verspannten Po- und Beckenbodenmuskeln zu sehen, aber auch mit verkürzten Muskeln der rückwärtigen Beine, die – aufgrund der überwiegend sitzenden

Lebensweise – selten in Gänze gestreckt werden. Hatha-Yoga legt großes Augenmerk auf die Streckung der Beine, um den Körper insgesamt zu stabilisieren und die Wirbelsäule zu entlasten.

Um die eigene Reflexionsfähigkeit und Weit- sowie Umsicht zu stärken, bietet es sich an, an Tagen unter dem Zeichen des Schützen auch mentale und nicht nur körperliche Ziele während der Yogapraxis zu visualisieren, die entweder meditativ integriert werden oder während der Ausführung einer Asana als Affirmation mit der Yogaposition verbunden werden. Wenn man zum Beispiel während der Ausführung der Dreieck-Haltung seine Gedanken auf den Satz: »Ich bin stabil in Körper, Geist und Seele« konzentriert, wird die Wirkung der Asana mit dieser Affirmation verstärkt. Bei der Praxis der Asana »Held 2« ist der Satz: »Ich erreiche meine inneren Ziele« zur Visualisierung eines konkreten Anliegens hilfreich und unterstützt die mentale Fokussierung.

Mondtage im Zeichen Schütze sind Wärmetage, stehen also in Assoziation mit dem Element Feuer und Funken, wie die Sternzeichen Widder und Löwe, womit aber eher frisch entstehende und kräftige Aspekte des Elements Feuers einhergehen. Unter der Mondpassage durch das Sternbild Schütze bringt das Element Feuer aufsteigende, vorwärts beziehungsweise aufwärts gerichtete, schöpferische, göttliche, inspirierende Funken des Feuers zur Erde. Diese Zeitqualität ist ideal für Feuerrituale, bei denen beispielsweise während eines Rundgangs die Wohn- oder Arbeitsräume mit Hilfe einer Kerze energetisch gereinigt werden. Glühender Weihrauch oder brennender Salbei ist ebenso gut geeignet für Räucherungen. Nicht nur Geist und Körper benötigen regelmäßig Frische und Energie, sondern auch die Räume, die uns täglich umgeben und schützen.

Wärmende Massagen oder andere Anwendungen für die Beine, wie zum Beispiel durchblutungsfördende Cremes oder anregende Gele, sind an Schütze-Tagen wunderbar wirkungsvoll und beleben den ganzen Körper.

Der große Jäger hob die Augen auf zum Sichelmond
und rief dem Wanderer Dank.
Dem Lieblichen, dass zeitig er bringe sein Licht,
zu leiten ihm bei frohem Tun.
Und da, durch Wiesen und schattigen Hain
fuhr hell die Göttin mit den Nymphen
hinfort im Jagdgebraus,
wie Mond und Sterne,
die flüchtig nur am Wolkenhimmel blinzeln,
wenn Winde heftig wehen.

William Wordsworth

»Die Sonne« (Suryasana) kräftigt die Beinmuskeln und fördert den Energiefluss aller Chakras

- Stellen Sie sich aufrecht hin und spannen Sie Ihre Beckenbodenmuskulatur und die Gesäßmuskeln fest an.
- Heben Sie Ihre Arme zum Himmel und atmen Sie tief ein.
- Schieben Sie Ihr Becken nach vorne, so dass sich der Oberkörper mit der Ausatmung sanft nach hinten neigt.
- Führen Sie ebenfalls die Arme weiter zu einem Bogen nach hinten, aber neigen Sie nicht den Kopf nach hinten.
- Tief atmend dehnen Sie die gesamte Vorderseite des Körpers.
- Verweilen Sie zehn tiefe Atemzüge lang, dann richten Sie sich wieder gerade auf und lassen anschließend den Oberkörper zum Nachspüren nach unten aushängen.

Tipp: Besonders die Pomuskeln fest anspannen, um den unteren Rücken zu stützen und nicht ins Hohlkreuz zu gehen!

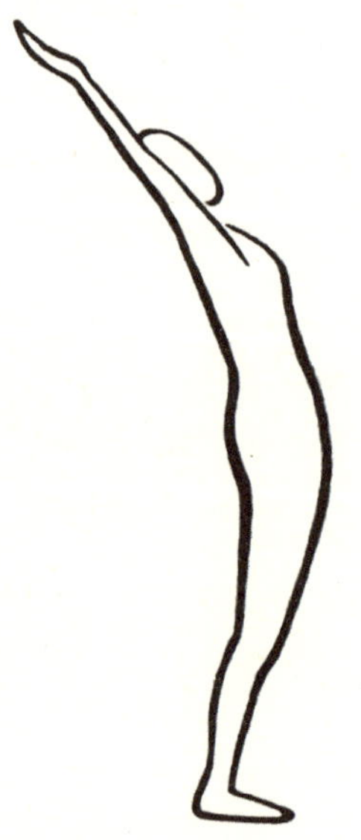

»Der demütige Held 1« (Virabhadrasana 1) dehnt die rückwärtigen und kräftigt die vorderen Beinmuskeln

- Positionieren Sie die Beine gegrätscht, den linken Fuß um 90 Grad nach links ausgedreht, den rechten Fuß um 45 Grad nach links.
- Legen Sie Ihre Handflächen hinter dem Rücken aneinander und drehen Sie die Fingerkuppen Richtung Kopf.
- Winkeln Sie das linke Kniegelenk an und neigen Sie Ihren Oberkörper nach unten vor das linke Bein.
- Ziehen Sie die Schultern zurück, während Sie etwa zehn Atemzüge lang in dieser demütigen Position verweilen.
- Zum Aufrichten spannen Sie bewusst die Beinmuskeln an.
- Anschließend drehen Sie Ihre Füße nach rechts und nehmen die Position mit dem Rumpf nach rechts neigend ein.

Tipp: Die Asana ist ursprünglich eine demütig dankende Verneigung für einen errungenen Sieg. Verbinden Sie Ihre Verneigung mit Dank für Ihre Körpergesundheit!

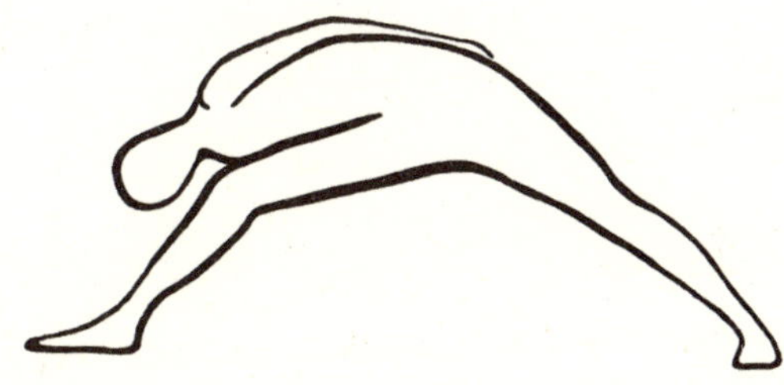

»Die Flanken-Dehnung« (Utthita Parsvakonasana) trainiert einen stabilen Stand und kräftigt die Beinmuskeln

› Positionieren Sie die Beine gegrätscht, den linken Fuß um 90 Grad nach links ausgedreht, den rechten Fuß um 45 Grad nach links.
› Neigen Sie den Oberkörper nach links, ohne die Hüften zu drehen.
› Winkeln Sie das linke Knie an und senken Sie das Becken ab.
› Positionieren Sie Ihre linke Hand an der Innenseite des linken Fußes am Boden.
› Führen Sie Ihren rechten Arm über die Brust nach oben und strecken Sie den Arm neben dem Kopf weit nach links.
› Atmen Sie zehn oder mehr tiefe Atemzüge in dieser Haltung.
› Dann drehen Sie den Oberkörper nach links, stützen sich mit beiden Händen am Boden ab und ziehen das rechte Bein zum linken.
› Aushängen lassen, nachspüren und anschließend nach rechts geneigt wiederholen.

Tipp: Je weiter das Becken abgesenkt wird, desto intensiver ist das Beintraining.

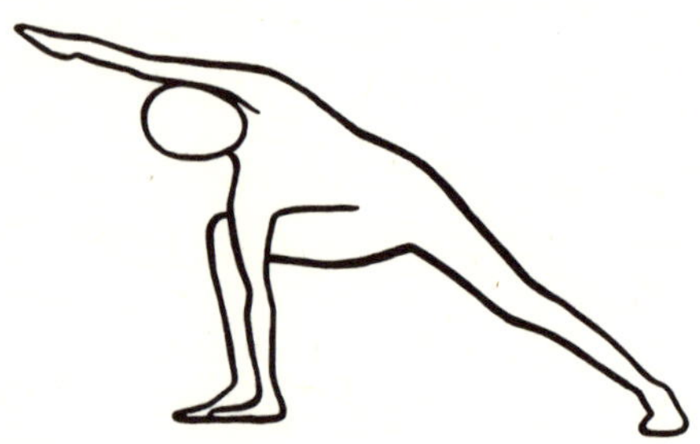

»Der Held 2« (Virabhadrasana 2) stärkt Beine und Beinvenen und fördert die Zielorientierung

- Positionieren Sie die Beine gegrätscht, den linken Fuß um 90 Grad nach links ausgedreht, den rechten Fuß um 45 Grad nach links.
- Breiten Sie Ihre Arme in Schulterhöhe locker aus, atmen Sie tief.
- Wenden Sie Ihren Blick und Oberkörper (aber nicht die Arme) nach links und winkeln Sie Ihr linkes Knie in einem rechten Winkel an.
- Richten Sie Ihre linke Hand zum Horizont aus und blicken Sie zum Horizont.
- Den rechten Arm strecken Sie weit nach hinten aus.
- Verweilen Sie mindestens zehn oder mehr Atemzüge in der Asana.
- Dann strecken Sie wieder das Kniegelenk und drehen Oberkörper, Kopf und Füße wieder zur Mitte.
- Anschließend führen Sie die Übung wie beschrieben nach rechts aus.

Tipp: Visualisieren Sie ein persönliches Ziel, während Sie die Position halten! Die Asana macht Mut und vermittelt Durchsetzungskraft.

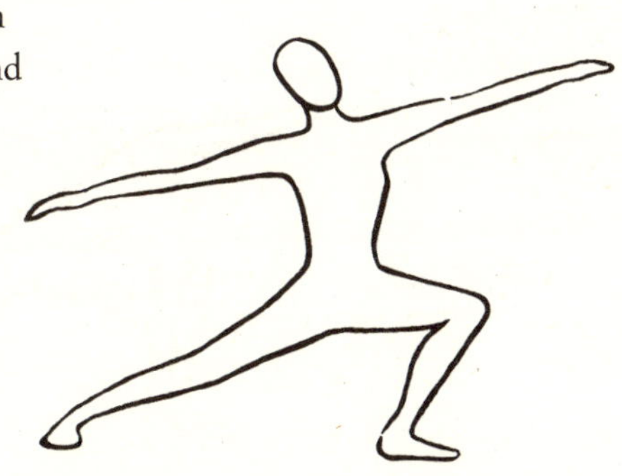

»Der Held 3« (Virabhadrasana 3) trainiert alle Beinmuskeln und kräftigt den gesamten Beckenraum

- Positionieren Sie sich in der Grundhaltung, wie unter »Bogenschütze 1« beschrieben.
- Winkeln Sie das linke Knie an und drehen Sie Ihren Oberkörper nach links.
- Strecken Sie beide Arme vor sich aus und ziehen Sie die Schultern nach unten.
- Wie um einen Bogen zu spannen, ziehen Sie Ihren rechten Arm nach hinten, bis die Hand in Höhe der rechten Schulter ist.
- Richten Sie Ihre linke Hand zum Horizont aus und blicken Sie auf Ihr imaginäres Ziel.
- Verweilen Sie mindestens zehn Atemzüge lang in der Asana.
- Dann strecken Sie wieder das Kniegelenk und drehen Oberkörper, Kopf und Füße zur Mitte.
- Führen Sie die Übung nach links aus.

Tipp: Auf einen lockeren Nacken achten! Diese Asana ist eine hervorragende Übung, um den Tag voller Elan zu beginnen.

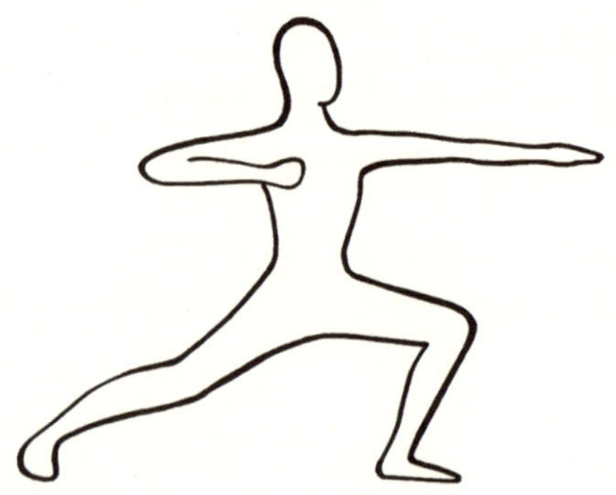

»Der aufgerichtete Stab« (Urdhva Mukha Dandasana) stärkt Bein-, Po- und Beckenbodenmuskeln und trainiert die Kraft der Arme

- Setzen Sie sich mit angewinkelten Beinen auf die Übungsmatte und plazieren Sie Ihre Hände hinter Ihrem Po (die Finger zeigen zum Körper).
- Stützen Sie sich mit Füßen und Händen ab und heben Sie tief einatmend den Po und Oberkörper an.
- Halten Sie Ihren Rumpf erhoben und parallel zur Erde, während Unterschenkel und Arme senkrecht zur Erde positioniert sind.
- Atmen Sie zehnmal tief ein und aus, bevor Sie den Rumpf wieder absenken.
- Beugen Sie sich zum Nachspüren nach vorne.
- Dann positionieren Sie erneut Ihre Hände nach hinten, diesmal mit den Fingern vom Körper weg, und wiederholen die Übung.

Tipp: Darauf achten, dass die Fersen am Bogen bleiben! Bewusst angespannte Beckenbodenmuskeln helfen, den Rumpf parallel zur Erde zu halten.

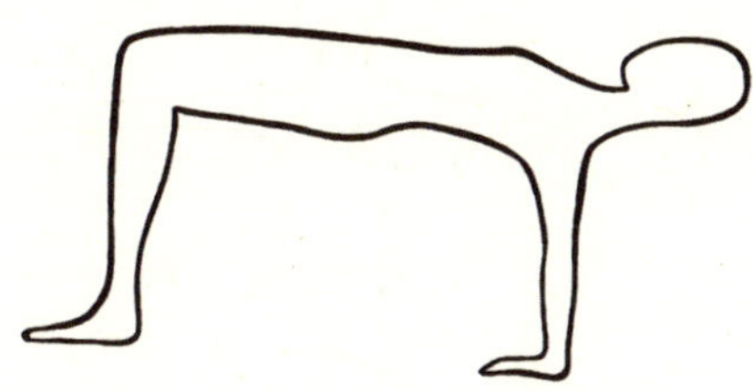

»Die kleine Feder« (Pinchasana) kräftigt die seitliche, innere und äußere Beinmuskulatur

- Setzen Sie sich in einen Fersensitz längs zur Übungsmatte.
- Stützen Sie sich mit der linken Hand links von sich auf der rutschfesten Matte ab.
- Heben Sie Ihren Po an und strecken Sie das rechte Bein nach rechts aus.
- Stützen Sie Ihren Oberkörper mit dem linken Arm, heben Sie das rechte Bein von der Erde und strecken Sie Ihren rechten Arm zum Himmel.
- Verweilen Sie in der Asana zehn Atemzüge lang, dann führen Sie den rechten Arm zum Körper, legen das rechte Bein ab und kommen zurück in den Fersensitz.
- Führen Sie die Übung auf die rechte Hand gestützt und mit gestrecktem linkem Bein aus.

Tipp: Das Becken während der Asana weit nach vorne schieben, damit sich Oberkörper und Arm leicht wie eine Feder (»Pincha«) aufrichten können!

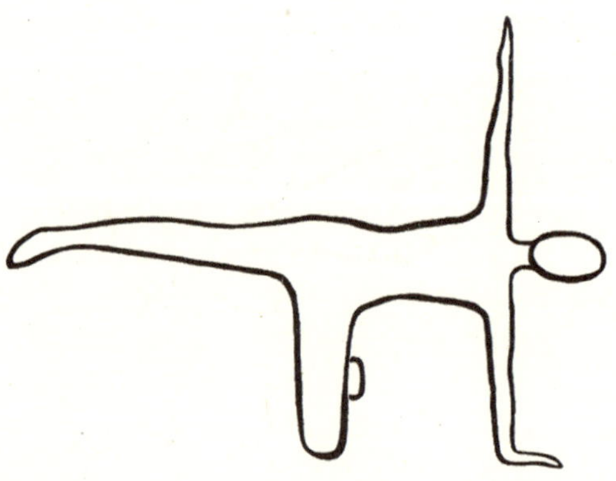

»Die Beingrätsche« (Utthita Pada-Konasansa) fördert die Durchblutung und Entlastung der Beine und dehnt die Innenseite der Oberschenkel

- › Legen Sie sich in Rückenlage und winkeln Sie Ihre Beine an.
- › Heben Sie die Knie zum Bauch und heben Sie den Kopf an, damit Sie die Füße mit den Händen fassen können.
- › Ziehen Sie die Beine gegrätscht auseinander und legen Sie den Kopf wieder ab.
- › Halten Sie die Beine möglichst mit gerade gestreckten Kniekehlen und weit gegrätscht für zehn Atemzüge oder länger.
- › Dann lösen Sie die Hände von den Füßen, bringen die Beine zueinander und legen sie wieder gerade zur Erde.
- › Die Asana wiederholen.

Tipp: Bei der Ausführung auf lockere Nackenmuskeln achten und die Beine von der Schwerkraft zur Erde ziehen lassen!

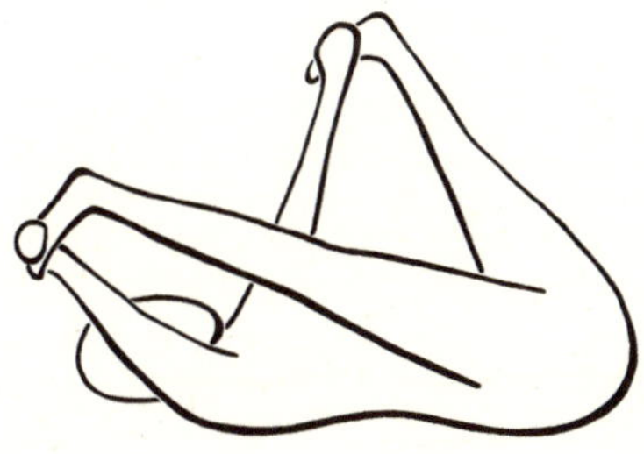

Flexible Gelenke: der Mond im Zeichen des Steinbocks

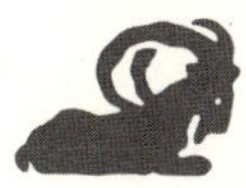

Tage, an denen der Mond das Sternbild Steinbock durchwandert, sind gute Yogatage, denn kein anderes Zeichen repräsentiert mehr die Flexibilität im Leben, so auch in Körper und Geist. Auch wenn Steinbock-Tage in enger Verbindung mit den Kniegelenken stehen, gilt die körperliche Zuordnung dieses Sternbildes auch für andere große Gelenke des Körpers, die an diesen Tagen entweder besonders locker und biegsam sind oder steif und ungelenk daherkommen – in beiden Fällen tut die Praxis von Asanas gut, die entweder besonders ausgiebig und fordernd oder sanft und dehnend gestaltet werden können. So wie Yoga die Flexibilität des Körpers an sich lehrt, birgt auch die Vielfalt der Asanas alle Möglichkeiten, das Training auf die jeweilige Tageskondition abzustimmen. Horchen Sie aufmerksam nach innen und achten und beachten Sie Ihr Körpergefühl – so werden Sie lernen herauszufinden, was dem Wohlgefühl Ihres Körpers dient.

Leider wird die Hatha-Yoga-Lehre immer wieder als ein Weg der Leistungsforderung, Akrobatik und Selbstkasteiung bis zum körperlichen Schmerz, dessen Grenze überwunden werden soll, fehlinterpretiert und propagiert. Aber das ist falsch. In einer Alltagswelt des Leistungsdrucks steht diese antiquierte Interpretation diametral gegen die Philosophie des Yoga, die stets Offenheit, geistige Flexibilität sowie zeit- und körpergemäße Adaption lehrte.

Yoga hat während der Jahrtausende seiner Existenz immer wieder Anpassungsphasen durchlaufen. Feste Dogmen, Vorschriften und Entbehrung sind nie Attribute des Yoga-Pfades gewesen. Vielmehr sind eine heitere, freudige und enthusiastische Suche und eine stetige Verfeinerung der körperlichen und geistigen Grenzen, gepaart mit tiefer Herzensliebe, die durchweg positiven und egofreien Eigenschaften und Motive des Lebensstils im Sinne des Yoga. Dies gilt umso mehr für die Praxis des Hatha-Yoga, das für Körper, Geist und Seele eine tägliche Freude darstellen sollte, die durchaus mit Disziplin, aber nicht mit Selbstkasteiung einhergehen kann.

Geistige sowie körperliche Flexibilität werden von der Zeitqualität der Mondtage im Zeichen Steinbock getragen, denn in der hervorragenden Kletterfähigkeit und in der Neugier, mit der ein Steinbock in hohen Berglagen agiert, lässt sich viel von den Eigenschaften der Asana-Praxis erkennen, die zwar nicht asketisch übertrieben, aber dennoch mit einer angemessenen Experimentierfreudigkeit betrieben wird.

Nicht nur die Körperelemente Knochen und Gelenke sowie die tragenden Knie beeinflusst das Zeichen Steinbock in Konjugation mit dem Mond in besonderem Maß, sondern auch die Gesundheit der Haut, der wertvollsten Schutzhülle des Körpers. Steinbock-Tage sind bestens geeignet für intensive Hautpflege mit natürlichen Quark-Gurken- oder Honigmasken und Öl- oder Sahnebädern für den gesamten Körper. Auch wer keine Knieprobleme hat, tut gut daran, an diesen Tagen stimulierende Knie-Umschläge mit Franzbranntwein, Tonerde oder Arnikasalbe zu machen – einfach zur Vorbeugung für langlebige, gesunde Kniegelenke.

Jegliche Praxis von Asanas fördert übrigens nicht nur die Flexibilität der Gelenke und erhöht die Muskelkraft, sondern regt auch die Durchblutung der Knochen an, die kein versteinertes, sondern durchaus belebtes Körpergewebe sind. Durch Hatha-Yoga wird die Knochendichte bis ins hohe Alter unterstützt.

Bäder mit Meersalz sind ebenfalls empfehlenswert, da Steinbock-Tage (wie Stier- und Jungfrau-Tage) mit der Nahrungsqualität des Salzes bzw. der Mineralien verbunden sind. Wer dazu neigt, im Körper Wasser in Verbindung mit Salz einzulagern, kann durch Salzbäder viel zur Entlastung des Organismus tun. Diese Bäder haben nämlich die wunderbare Wirkung, Salze, Wasser und Gifte dem Körper zu entziehen, und steigern so das individuelle Wohlbefinden, zum Beispiel nach einer ausgiebigen Yoga-Sequenz.

Bete zum Mond, wenn er schön rund,
Glück kommt dir dann zu jeder Stund.
Was du suchst, wird dann ein Fund,
Sei's auf See, sei's auf festem Grund.

Alte Mond-Weisheit

»Der Baum 2« (Vrksasana 2) kräftigt die Kniegelenke und lockert die Hüftgelenke

› Stellen Sie sich mit eng plazierten Füßen auf und blicken Sie auf einen Fixpunkt.
› Spannen Sie die Beckenbodenmuskulatur an und heben Sie Ihr linkes Bein.
› Positionieren Sie die linke Fußsohle an der Innenseite des rechten Knies, aber drücken Sie den Fuß nicht gegen das Gelenk.
› Strecken Sie die Arme wie die Äste eines Baumes aus und achten Sie auf lockere Schultern.
› Halten Sie die Balance konzentriert für 15 oder mehr Atemzüge.
› Anschließend führen Sie zuerst die Arme nach unten, dann das linke Bein.
› Wechseln Sie das Standbein und wiederholen Sie die Übung.

Tipp: Das stehende Kniegelenk nicht wackeln lassen, sondern mit kräftig angespannten Beinmuskeln unterstützen!

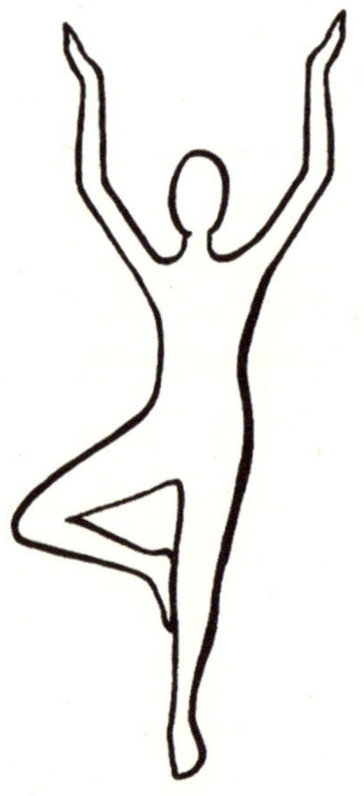

»Das Dreieck 2« (Trikonasana 2) flexibilisiert die Gelenke der Hüften, Knie und Füße

› Grätschen Sie die Beine, plazieren Sie den linken Fuß um 90 Grad nach links, den rechten um 45 Grad nach links, breiten Sie die Arme in Schulterhöhe aus.
› Winkeln Sie das linke Kniegelenk an.
› Neigen Sie den Oberkörper nach links und stützen Sie Ihre Hand auf den linken Knöchel des linken Fußes.
› Strecken Sie das Kniegelenk und heben Sie den rechten Arm gen Himmel.
› Der Blick bleibt weiter nach vorne gerichtet, verweilen Sie zehn tiefe Atemzüge oder mehr.
› Winkeln Sie das linke Knie wieder an, drehen Sie den Oberkörper nach links, stützen Sie sich mit beiden Händen am Boden ab und ziehen Sie das rechte Bein nach vorne.
› Rollen Sie mit rundem Rücken nach oben und führen Sie die Haltung nach rechts aus.

Tipp: Zur besseren Stabilität ist es hilfreich, beide Kniegelenke gestreckt zu halten und sich auf den Bodenkontakt der Fußsohlen zu konzentrieren.

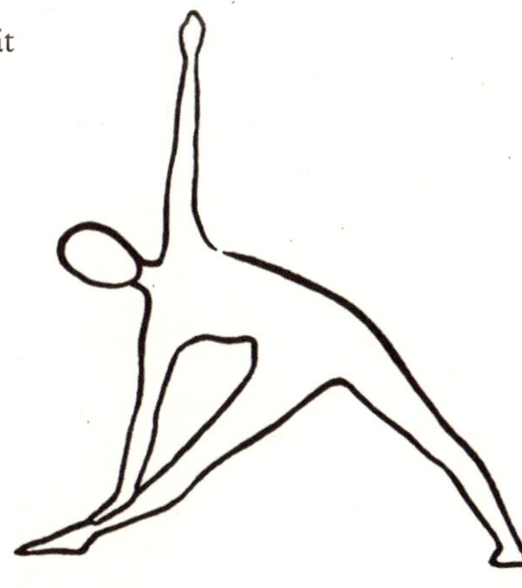

»Das Dreieck 4« (Trikonasana 4) sorgt für stabile und tragfähige Knochen der Beine und Arme

› Grätschen Sie die Beine, plazieren Sie den linken Fuß um 90 Grad nach links, den rechten um 45 Grad nach links, breiten Sie die Arme in Schulterhöhe aus.
› Winkeln Sie das linke Kniegelenk an und neigen Sie den Oberkörper nach links.
› Stützen Sie die linke Hand am Boden ab und strecken Sie das Knie wieder.
› Heben Sie Ihren rechten Arm gerade zum Himmel.
› Drehen Sie die Handfläche zum Kopf hin und wenden Sie Ihren Blick nach oben zur Hand.
› Verweilen Sie mindestens zehn Atemzüge lang, bevor Sie die Position achtsam über einen Ausfallschritt verlassen.
› Die Übung nach rechts geneigt wiederholen.

Tipp: Üben Sie einige Male »Dreieck 3« (Sternbild Stier), bevor Sie diese Variante 4 praktizieren. Nicht bei Schwindel ausführen!

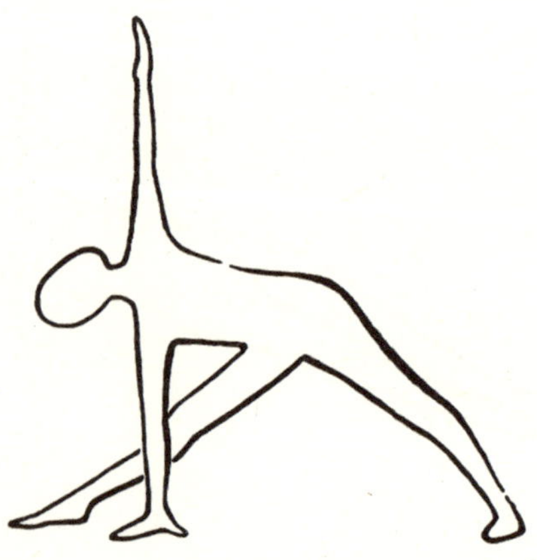

»Das stabile Dreieck« (Vasisthasana) trainiert alle Gelenke, Knochen und Muskeln des Körpers

- › Positionieren Sie sich in eine weitgestreckte Hund-Haltung; Hände und Füße bleiben jedoch eng zueinandergestellt.
- › Alle Muskeln des Körpers anspannen, auf die rechte Hand stützen und den Rumpf nach links drehen.
- › Den linken Arm an die Flanke legen, das linke Bein seitlich auf das rechte Bein legen.
- › Beckenbodenmuskeln fest anspannen, das Becken absenken, bis der gesamte Körper eine diagonale Linie bildet.
- › Nun erheben Sie den linken Arm zum Himmel und verweilen zirka zehn Atemzüge lang in der Asana.
- › Anschließend zurück in die Hund-Haltung gehen, nachspüren und dann die Asana nach rechts drehend ausführen.

Tipp: Die bewusst angespannte Beckenbodenmuskulatur ist hilfreich, um diese Position zu halten. Nicht bei Schulterproblemen ausführen!

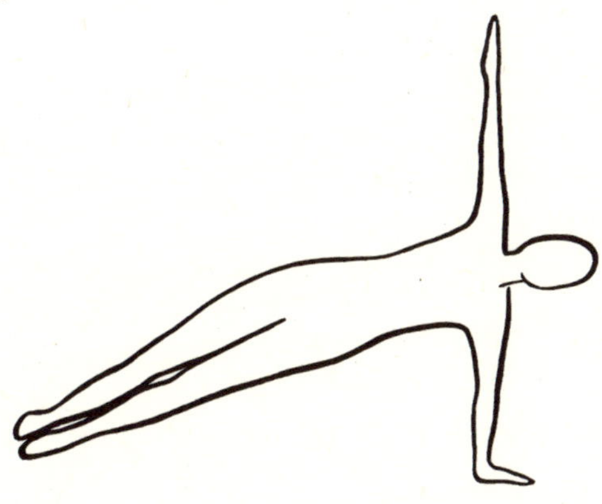

»Der Halbmond« (Ardha Chandrasana) dehnt die Knie- und Hüftgelenke und sorgt für stabile Knochen

› Gehen Sie in einen Kniestand und führen Sie das rechte Bein nach vorne.

› Verkleinern Sie den Winkel Ihres Knies und senken Sie das Becken weit zur Erde ab.

› Drehen Sie den Oberkörper nach links und stützen Sie die rechte Hand in Höhe des rechten Fußes am Boden ab.

› Weiten Sie Ihren Brustkorb, strecken Sie Ihren linken Arm zum Himmel.

› Atmen Sie in die rechte Flanke tief ein und aus.

› Verlassen Sie anschließend die Haltung achtsam und bauen Sie die Übung mit dem linken Bein vorne auf.

› Drehen Sie den Oberkörper nach rechts, strecken Sie den rechten Arm gen Himmel und beatmen Sie die linke Flanke.

Tipp: Das angewinkelte Kniegelenk nicht nach rechts oder links ausweichen lassen, um die Innen- bzw. Außenbänder zu schonen!

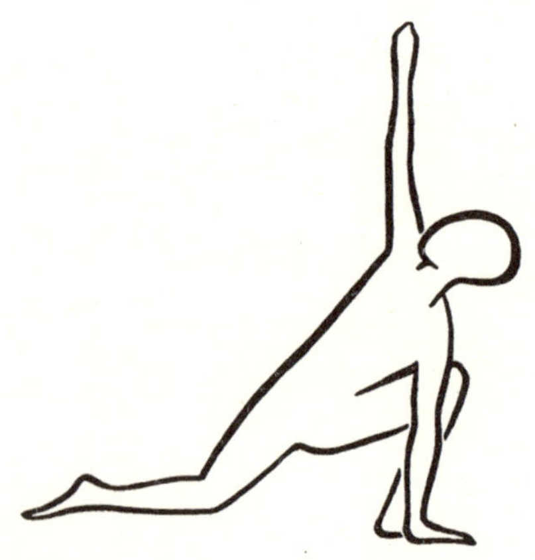

»Der gestützte Bogen« (Baddha Dhanurasana) trainiert die Stabilität und kräftigt alle großen Gelenke des Körpers

› Setzen Sie sich auf die Fersen, führen Sie den rechten Arm nach hinten, fassen Sie mit der rechten Hand an den linken Fuß.
› Beugen Sie sich nach vorne und positionieren Sie den linken Unterarm parallel zum Körper am Boden.
› Stützen Sie sich auf den Unterarm, heben Sie das linke Bein und den rechten Arm in einem erhobenen Bogen gen Himmel.
› Halten Sie die Asana mindestens acht Atemzüge lang, während Sie Bein und Arm immer weiter nach oben dehnen.
› Setzen Sie sich wieder auf die Fersen, spüren Sie in der Kind-Haltung nach.
› Wiederholen Sie die Übung mit der linken Hand am rechten Fuß und mit dem rechten Arm als Stütze am Boden.

Tipp. Ein Seil um den Fuß kann als Hilfsmittel eingesetzt werden, um das Bein möglichst weit nach oben zu ziehen. Den Nacken locker lassen!

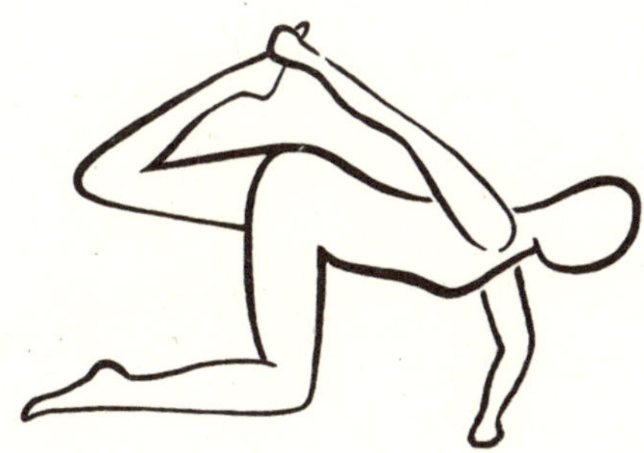

»Der Adler« (Garudasana) hält Hand-, Knie- und Hüftgelenke flexibel und geschmeidig

- Im aufrechten Stand plazieren Sie Ihre Füße eng zueinander.
- Überkreuzen Sie den rechten Arm über den linken Arm.
- Die Hände gegenläufig fassen und die Finger ineinander verschränken.
- Drehen Sie Ihre Hände zur Brust hin und heben Sie Hände und Unterarme an.
- Heben Sie das rechte Bein an und schlingen Sie es nach hinten um das linke Bein.
- Führen Sie die Hände in Kopfhöhe, um zwischen den Handflächen wie ein Adler im Horst in die Weite blicken zu können.
- Verweilen Sie etwa zehn Atemzüge lang in Balance auf einem Bein.
- Dann führen Sie zuerst das rechte Bein, dann die Arme nach unten.
- Wiederholen Sie die Übung mit umgekehrt gekreuzten Armen und auf dem rechten Standbein (linkes Bein angehoben).

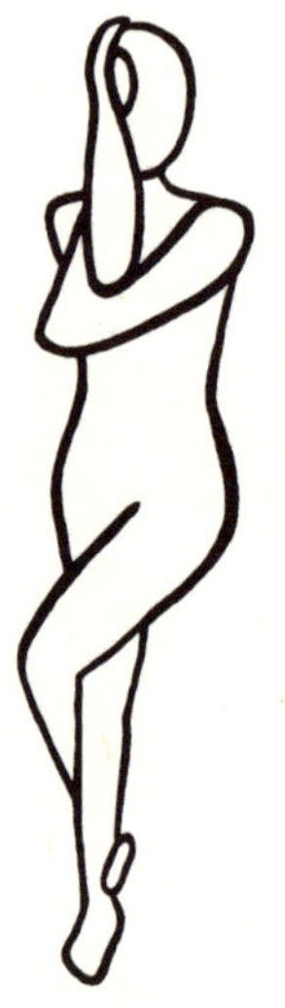

Tipp: Fixieren Sie einen Punkt in Kopfhöhe, wenn Sie durch die Hände schauen – das hilft, die Balance zu halten.

»Die Krähe« (Bakasana) kräftigt die Armmuskeln und trainiert die Knie- und Hüftgelenke

› Gehen Sie in die Hocke und plazieren Sie ein weiches Kissen vor sich auf der Yogamatte.
› Positionieren Sie Ihre Hände schulterbreit zwischen den Füßen.
› Drehen Sie die Ellbogenspitzen nach außen und stellen Sie Ihre Zehenspitzen auf.
› Blicken Sie zum Ende der Yogamatte und spannen Sie Ihre Arm- und Beinmuskeln an.
› Einatmend heben Sie Ihre Füße vom Boden ab.
› Pressen Sie Ihre Unterschenkel fest gegen die Oberarme und halten Sie die Beckenbodenmuskeln angespannt.
› Bleiben Sie für einige Atemzüge in dieser schwebenden Balance.
› Anschließend spüren Sie in der Kind-Haltung nach und wiederholen die Asana.

Tipp: Das Kissen dient als Schutz für Ihre Nase, falls Sie die Balance verlieren und nach vorne kippen sollten. Nicht bei Schulterproblemen ausführen!

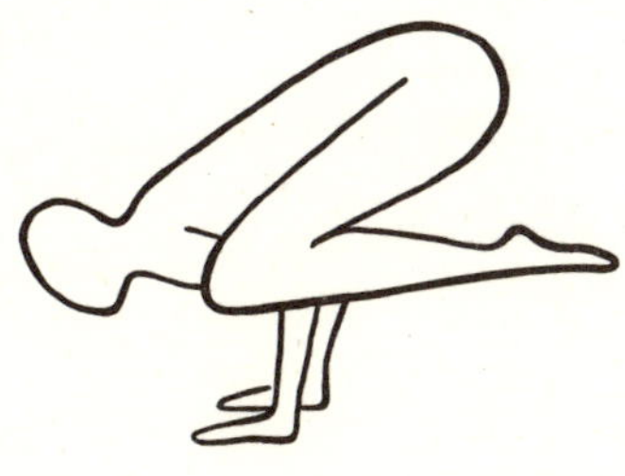

Vitale Unterschenkel: der Mond im Zeichen des Wassermanns

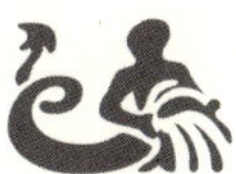

Der Mond im Zeichen des Wassermanns bringt luftige Leichtigkeit in den Alltag und in die Yogapraxis. Die Körperregion der Unterschenkel und der dortigen Venen ist die Zuordnung zu diesem Sternbild. Die Unterschenkel verweisen einerseits auf Standhaftigkeit (wie beim Sternbild Schütze in Bezug zu den Oberschenkeln), andererseits aber auch auf Leichtigkeit und Bewegungsfreiheit und auf das Problem, nicht genügend Bodenkontakt zu haben.

Eine Stimulation der Beinvenen und Unterschenkelmuskeln tut während der zwei bis drei Tagesperioden, wenn der Mond das Sternbild Wassermann durchläuft, besonders gut. Und gerade weil es um mehr Erdung und Bodenhaftung geht, sind Umkehrhaltungen des Körpers eine Wohltat in dieser Zeit, denn nach Ausführung der den Körper umkehrenden Asanas wie Hund-Haltung, Schulterstand, Kopfstand oder Venenpumpe wird dem Übenden die Erdung in normaler Körperausrichtung deutlich bewusster. Die heilende Wirkung der Umkehrhaltungen ist unter der Zeitqualität von Wassermann besonders intensiv zu erspüren.

Mit der Praxis von Umkehrhaltungen wird das Herz-Kreislauf-System entlastet, denn die Beinvenen führen das sauerstoffarme Blut – von den dezentralen Körperteilen Beine und Füße – zur Sauerstoffauffrischung zurück über das Herz zu den Lungen. Diese Blutrückführung geschieht gegen die Gravitationskraft der

Erde und bedarf agiler Muskelkraft der Waden und der Oberschenkel, weil das Herz zwar eine vitale Blutpumpe ist, aber keine Saugfunktion hat, die das Blut aus dem Kreislauf wieder zurückzieht.

Das Muskeltraining der Unterschenkel mit angehobenen, gen Himmel gestreckten Beinen ist eine Wohltat für Herz und Kreislauf – beides wird während dieser Asanas trainiert, und das Kreislaufsystem wird gleichzeitig entlastet und unterstützt.

Weiterhin wird in den Umkehrhaltungen für eine verbesserte Durchblutung des Kopfes gesorgt, da das Herz in solchen umgekehrten Momenten das sauerstoffreiche Blut nicht vom Brustkorb aus nach oben pumpen muss. Ein Großteil der verjüngenden und fast magisch anmutenden Wirkung des Hatha-Yoga auf den Körper wird der regelmäßigen Praxis von Umkehrhaltungen zugeschrieben, die idealerweise täglich, jedoch noch intensiver an Wassermann-Tagen ausgeführt werden sollten.

Ein schöner Nebeneffekt dieser umkehrenden Übungspraxis ist überdies, dass in einigen Positionen die Welt aus einer anderen Perspektive wahrgenommen wird, also der Blickwinkel verändert wird. Die Welt wird quasi auf den Kopf gestellt, und so mag auch mental eine differenzierte Sichtweise eintreten, die zuweilen nötig und wichtig ist und objektive Distanz schafft. Umkehrhaltungen sind ein weiteres interessantes Beispiel dafür, wie Hatha-Yoga auch die geistige Offenheit und Bewusstheit im Denken und Handeln fördert.

An Mondtagen im Zeichen Wassermann können allerdings auch Beinprobleme vermehrt auftreten wie zum Beispiel schwere Beine, Beinschmerzen durch Überanstrengung; eventuell tendieren sogar die inneren Venen zu Entzündungen. Man hat sogar festgestellt, dass Taxifahrer an Wassermann-Tagen mehr zu tun haben, weil die Menschen lauffauler sind. Um einer zeitweiligen oder zunehmenden Erschlaffung des Bindegewebes der Venen vorzubeugen, ist es hilfreich, den Beinen mehrmals pro Woche und in Wassermann-Perioden täglich eine Umkehrpause zu gönnen. Die Beine einfach gestreckt und nahe an eine Wand legen und das Becken durch Unterlegen des Meditationskissens erhöhen – das ist die allerbeste Krampfader-Prävention. Der Blut- und Lymphrückfluss aus den Beinen zum Becken und zum Leib hin macht die Beine fühlbar leichter und erfrischt den gesamten Körper.

Meine Träume sind wirklicher als der Mond,
wirklicher als die Dünen,
wirklicher als alles, was mich umgibt.

Antoine de Saint-Exupéry

»Die Venenpumpe 1« sorgt für vitale Beinmuskeln und gut durchblutete Beinvenen

› Legen Sie sich mit einem flachen Kissen unter dem Kopf auf den Rücken, die Arme dicht am Körper.

› Stellen Sie zuerst die Füße mit angewinkelten Beinen auf, dann strecken Sie Ihre Beine zum Himmel. Achten Sie auf einen lockeren Nacken.

› Strecken Sie möglichst die Kniekehlen und bewegen Sie die Fußspitzen abwechselnd zum Himmel und Richtung Körper etwa 20-mal auf und ab.

› Anschließend heben Sie den Kopf etwas an, spannen Ihre Bauchmuskeln an und führen die Beine gestreckt und langsam zur Erde.

› Spüren Sie in Rückenlage nach und wiederholen Sie die Übung.

Tipp: Auf einen lockeren Nacken achten – das Kissen hilft, die Nackenpartie zu entspannen!

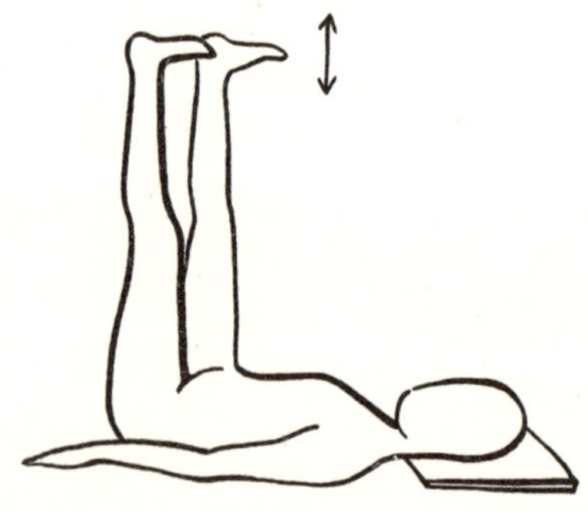

»Die Venenpumpe 2« dient der Aktivierung der Wadenmuskeln und lockert die Unterschenkel

- Legen Sie sich mit einem flachen Kissen unter dem Kopf auf den Rücken, die Arme dicht am Körper.
- Stellen Sie zuerst die Füße mit angewinkelten Beinen auf, dann strecken Sie Ihre Beine zum Himmel und achten auf einen lockeren Nacken.
- Strecken Sie möglichst die Kniekehlen und drehen Sie die Füße um die Fußgelenke: 20-mal nach links und 20-mal nach rechts.
- Anschließend heben Sie den Kopf etwas an, spannen Ihre Bauchmuskeln an und führen die Beine gestreckt und langsam zur Erde.
- Spüren Sie in Rückenlage nach und wiederholen Sie die Übung.

Tipp: Die Füße können synchron oder asynchron gedreht werden. Die kreisende Bewegung langsam und achtsam ausführen, um die Bewegung der Wadenmuskeln zu spüren!

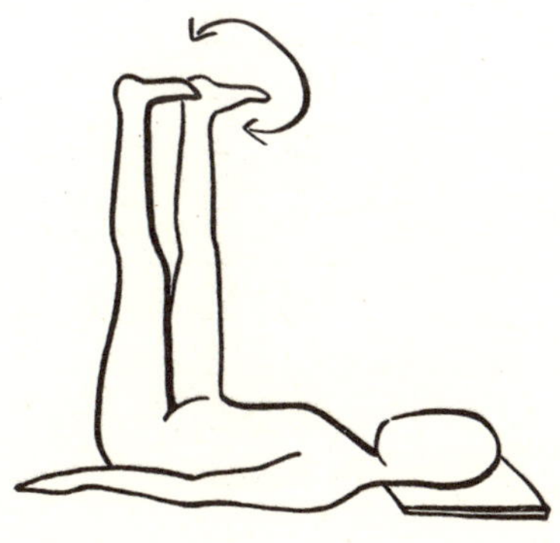

»Der Sprinter« (Prasarita Padasana) dehnt die Waden und aktiviert die Venen

› Stellen Sie sich aufrecht hin und positionieren Sie Ihren linken Fuß etwa 20 Zentimeter hinter dem rechten Fuß.

› Gehen Sie in die Hocke und positionieren Sie Ihre Hände in exakt gleicher Höhe mit dem vorderen Fuß.

› Tief ausatmend strecken Sie den Po zum Himmel, ohne die Hände von der Erde anzuheben.

› Strecken Sie wenn möglich beide Kniekehlen durch.

› Halten Sie die Asana drei Atemzüge lang und gehen Sie wieder in die Hocke.

› Wiederholen Sie die Bewegung noch zweimal, dann wechseln Sie die Position der Füße (rechter Fuß vorne) und machen die Übung wieder insgesamt dreimal.

Tipp: Ideal ist es, beide Kniekehlen zu strecken, die Priorität liegt jedoch auf dem hinteren Bein.

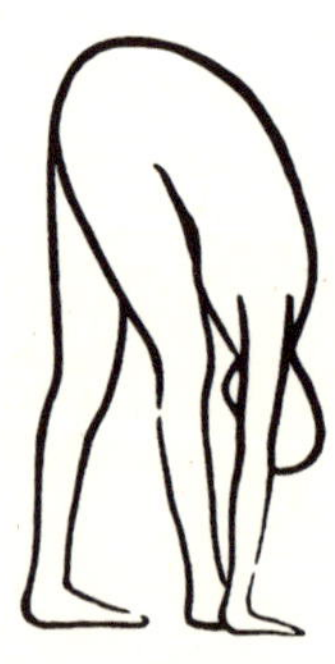

»Die Hund-Haltung 1« (Adho Mukha Svanasana) dehnt die Unterschenkel und die gesamte rückseitige Beinmuskulatur

- Positionieren Sie sich in einem Vierfüßlerstand auf der Übungsmatte (Hände unter den Schultern, Knie unter den Hüften).
- Stellen Sie die Zehenballen auf und drücken Sie Ihren Körper mit der Kraft der Arme und Beine nach oben.
- Strecken Sie das Steißbein zum Himmel und positionieren Sie den Kopf locker hängend zwischen den Armen.
- Strecken Sie die Kniekehlen; jeweils tief ausatmend führen Sie die Fersen weiter zur Erde.
- Atmen Sie tief ein und aus; stellen Sie sich vor, wie Ihre Wadenmuskeln gedehnt werden.
- Verweilen Sie in der Position zehn Atemzüge lang, spüren Sie in der Kind-Haltung nach und wiederholen Sie die Asana.

Tipp: Um die Fersen zur Erde zu bringen, ist es unter Umständen hilfreich, die Füße etwas näher zu den Händen zu positionieren.

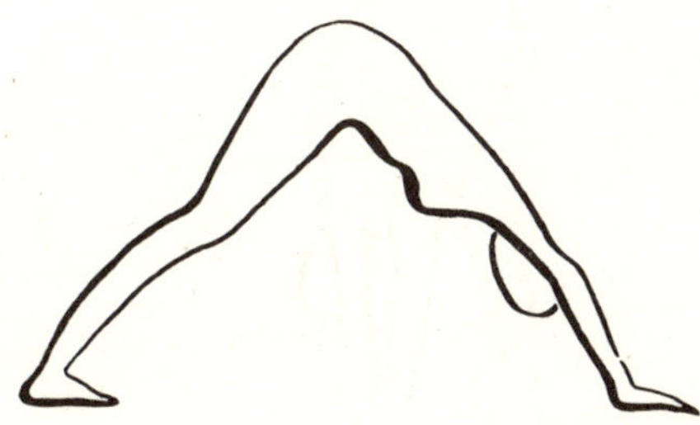

»Der Bogen 1« (Dhanurasana 1) aktiviert die Unterschenkel und macht Beine und Gelenke flexibel

- Legen Sie sich in Bauchlage auf die Matte und winkeln Sie Ihre Unterschenkel an.
- Führen Sie Ihre Arme nach hinten, um die Füße zu fassen.
- Ziehen Sie, tief ein- und ausatmend, die Füße näher zum Po heran, um die Beine zu aktivieren.
- Halten Sie die Asana zehn Atemzüge lang, dann lösen Sie die Hände von den Füßen, legen die Beine ab und spüren nach.
- Wiederholen Sie die Übung.

Tipp: Die Oberschenkel und der Rumpf bleiben bei dieser Beindehnung im Kontakt mit der Erde! »Der Bogen 2« ist die Fortführung dieser Asana.

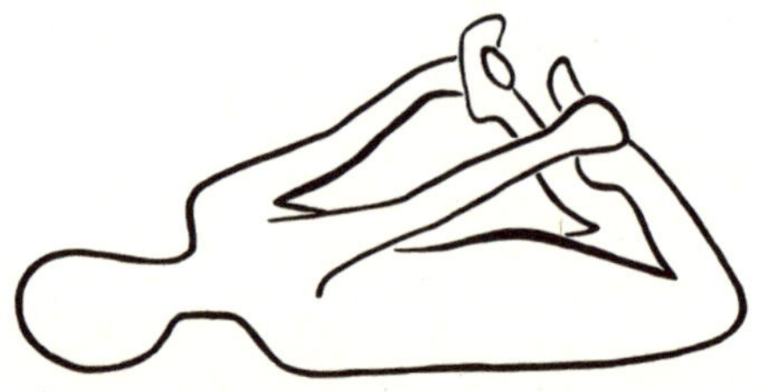

»Der Bogen 2« (Dhanurasana 2) aktiviert den Rücken und dehnt die Beinmuskeln

- Legen Sie sich in Bauchlage auf die Matte und winkeln Sie Ihre Unterschenkel an.
- Heben Sie Schultern und Kopf an und führen Sie Ihre Arme nach hinten, um an die Füße zu fassen.
- Halten Sie den Oberkörper angehoben und ziehen Sie, tief ein- und ausatmend, Füße und Rücken mit Hilfe Ihrer Armmuskeln näher zusammen.
- Halten Sie die Position zehn Atemzüge lang; dann lösen Sie die Hände von den Füßen und legen Beine und Oberkörper achtsam zur Erde ab.
- Drehen Sie den Kopf zur Seite und spüren Sie in der Bauchlage nach.
- Wiederholen Sie die Übung.

Tipp: Vor dieser Asana »Der Bogen 1« als vorbereitende Dehnung und nur mit aufgewärmten Körpermuskeln ausführen. Nicht bei aktuellen Rückenbeschwerden praktizieren!

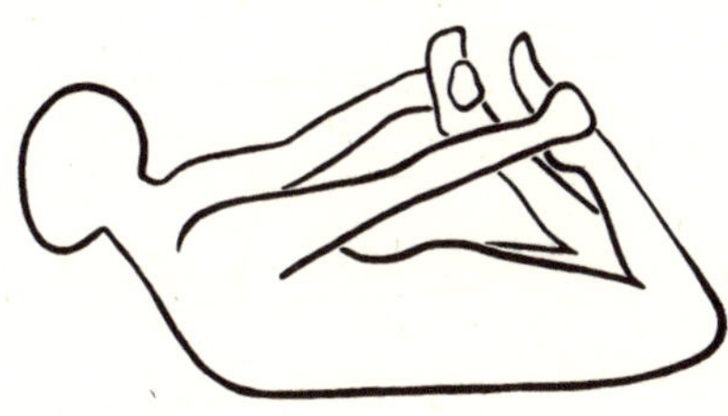

»Schulterstand 1« (Sarvangasana 1) fördert die Durchblutung der Beinvenen und kräftigt die Wadenmuskeln

- Legen Sie Ihre Übungsmatte nahe an eine Wand und positionieren Sie Ihre Beine und den Po nahe zur Wand.
- Stützen Sie sich mit den Fußsohlen an der Wand ab.
- Heben Sie durch Druck der Füße zur Wand Ihr Becken vom Boden ab.
- Legen Sie das Becken wieder ab und wiederholen Sie etwa 20-mal diese Auf-und-ab-Bewegung.
- Heben Sie bei jeder Bewegung den Rumpf weiter von der Erde ab, bis schließlich nur noch der Kopf, die Schultern und die Arme Bodenkontakt haben.
- Stützen Sie dann Ihr Becken mit den Händen und verweilen Sie in der Position des Schulterstands an der Wand, solange es Ihnen guttut.

Tipp: Als Hilfsmittel kann ein Meditationskissen unter dem Po plaziert werden, auf das das Becken beim Abwärtsführen abgelegt wird. Nicht bei Bluthochdruck ausführen!

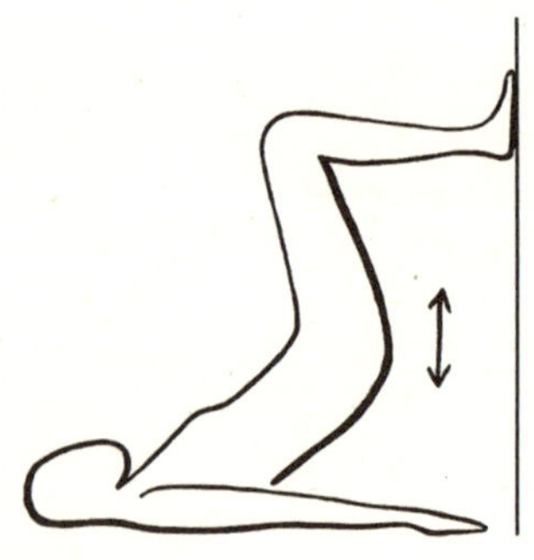

»Der Schulterstand 2« (Sarvangasana) vitalisiert den gesamten Körper und entlastet die Beine

- In der Rückenlage ziehen Sie die Knie zum Bauch und fassen mit den Händen in die Kniekehlen.
- Rollen Sie mit angehobenem Kopf ein paarmal sanft vor und zurück.
- Dann heben Sie Ihren Po so weit an, dass Sie die Beine und Füße zum Himmel strecken können.
- Stützen Sie Ihren Rücken mit den Händen ab und ziehen Sie Ihre Ellbogen möglich eng zueinander; achten Sie auf einen lockeren Nacken.
- Atmen Sie in der Asana zehnmal tief gegen das Gewicht der inneren Organe an.
- Zum Abrollen winkeln Sie die Beine wieder an, machen einen runden Rücken, legen die Arme neben den Körper und rollen ab.
- In der Rückenlage ausgestreckt nachspüren.

Tipp: »Der Schulterstand 2« kann in Kombination mit der Pflug-Haltung (Sternbild Stier) geübt werden. Nicht bei Bluthochdruck, Kopfschmerzen oder Menstruation praktizieren!

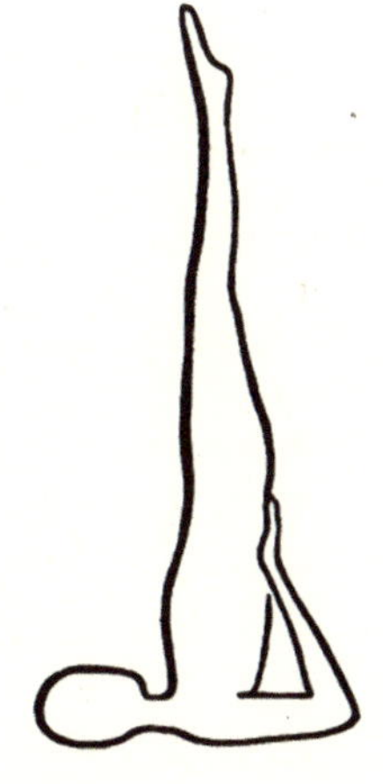

Tragende Füße: der Mond im Zeichen der Fische

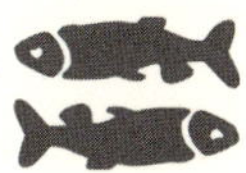

Als letztes Zeichen im zwölfteiligen Zodiak wandert der Mond auf seiner rund vierwöchigen Reise durch das Sternbild Fische. Die körperliche Entsprechung dieses Zeichens ist die unterste Region im menschlichen Körper: die Füße. Dies mutet seltsam an, da Fische gar keine Füße, sondern Flossen haben, aber aus der Evolutionsgeschichte ist hinlänglich bekannt, dass sich aus den ehemaligen Flossen der Fische allmählich Füße entwickelten, um es den frühen Erdwesen zu ermöglichen, die Weltmeere zu verlassen und auch das Land als Lebensfundament erobern zu können – was ja angesichts der mannigfachen Lebensformen auf der Erdoberfläche als gelungen bezeichnet werden darf.

Die Füße haben ohne Zweifel eine neue Basis des Lebens geschaffen und können als entscheidender *Schritt* der Evolution beschrieben werden. Ohne Füße ist keine Mobilität möglich, und der Mensch hätte sich ohne Füße und ohne aufrechten Gang nicht zur (derzeit) alles beherrschenden Spezies des Planeten Erde entwickeln können. Stellen Sie sich für einen Moment Ihr Leben ohne Füße vor ... Sofort wird deutlich, dass es durchaus wichtig ist, den Füßen mehr Beachtung zu schenken und für ihre Gesundheit und lang anhaltende Tragkraft zu sorgen.

Gezielte Fußübungen des Yoga, aber auch Übungen im Stehen, halten die Füße beweglich und kräftigen sie. Befreien Sie gelegentlich ganz bewusst Ihre Füße aus dem täglichen Gefängnis der Schuhe! Häufiges Barfußlaufen auf weichem Boden ist eine Wohltat und trainiert die Fußmuskeln, -bänder und -gelenke sowie Bein- und Beckenmuskulatur.

Über die Fuß-Chakras an den Fußsohlen wird feinstoffliche Energie der tragenden Erde in den Körper aufgenommen, weshalb unter anderem Yoga immer und ausschließlich mit nackten Füßen praktiziert wird.

Ein weiteres Argument für regelmäßige Fußgymnastik ist die Lehre der Reflexologie, die an den Füßen beginnt, denn auf den Fußsohlen befindet sich quasi ein Miniaturabbild des gesamten Körpers. Allen Körperteilen und allen inneren Organen sind reflektorische Zonen an den Füßen zugeordnet, die über feinstoffliche Energiebahnen mit den Organen verbunden sind und über die die Funktionen der Organe stimuliert und Blockaden im Bewegungsapparat gelöst werden, so dass die Füße flexibel sind und sich frei bewegen können. Steife Füße gehen meist mit einem steifen Körper einher.

Fußmassagen und/oder Fußbäder sind an Tagen, an denen der Mond durch das Sternbild Fische wandert, besonders wirkungsvoll. Für Fußmassagen (ob selbst oder von anderen für Sie ausgeführt) sind Cremes geeignet, die Haut und Knochen geschmeidig halten und ätherische Öle des Weihrauchs (für die Gelenke), Rosmarin (für bessere Durchblutung) oder Calendula (für eine gesunde Haut) enthalten. Fußbäder mit Meersalz haben sich von jeher bewährt, aber auch Aufgüsse mit getrockneten Kräutern der Goldrute (regt reflektorisch die Entgiftung des Körpers an), Salbei (hilfreich bei Schweißfüßen) oder Lavendel (wirkt beruhigend und entspannend auf Füße, Körper und Geist) können als Fußbadewasser verwendet werden. Fische-Tage sind dem Element des

Wassers zugeordnet, was die Heilwirkung von Bädern an diesen Tagen intensiviert.

Überhaupt wirkt alles, was an Mondtagen im Zeichen Fische dem Körper zugeführt wird (Gutes wie Belastendes) viel intensiver als an anderen Tagen, was vermutlich daran liegt, dass über die reflektorische Sensibilität der Füße in dieser Periode der Organismus besonders stimuliert und aktiviert wird. Dies gilt natürlich auch für die heilsame Wirkung der Hatha-Yoga-Praxis.

Die Liebe trägt die Seele,
so wie die Füße den Leib tragen.

Katharina von Siena

»Die Fußrückendehnung« fördert die Flexibilität des Fußes und dehnt die Schienbeinsehne

› Stellen Sie sich aufrecht und barfuß hin.

› Heben Sie das rechte Bein etwas an und stützen Sie den rechten Fuß mit eingerollten Zehen auf.

› Verlagern Sie mit jeder Ausatmung immer etwas mehr Gewicht auf den rechten Fuß, so dass Sie die Dehnung des Fußrückens und der Schienbeinmuskulatur spüren.

› Verweilen Sie etwa acht Atemzüge lang, dann wechseln Sie das Standbein und dehnen den linken Fußrücken.

Tipp: Darauf achten, den Fuß nach vorne abzurollen und nicht seitlich! Nicht bei schmerzhaftem Hallux praktizieren!

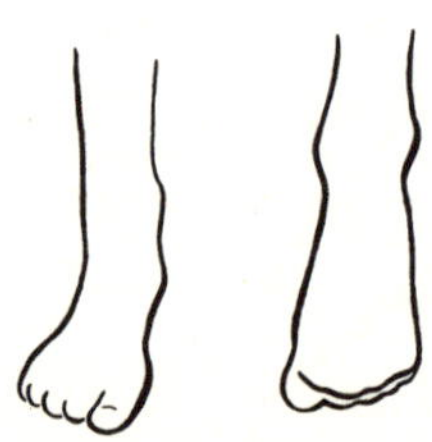

»Die Fußgelenke lockern« sorgt für flexible Füße und beugt verspannten Beinmuskeln vor

› Positionieren Sie sich mit bloßen Füßen, eng nebeneinanderstehend, auf der Erde.
› Fixieren Sie mit den Augen einen Punkt vor Ihnen – das erleichtert die Balance des Körpers.
› Heben Sie das rechte Bein etwas an und beginnen Sie, den Fuß um das Fußgelenk kreisen zu lassen.
› Bewegen Sie nicht den Unterschenkel, sondern nur den Fuß.
› 20 Kreise nach links, 20 Kreise nach rechts, dann wechseln Sie das Standbein und lassen den linken Fuß locker kreisen.

Tipp: Achten Sie darauf, runde, ausführliche Kreise mit den Füßen zu vollziehen, damit das Sprunggelenk locker wird!

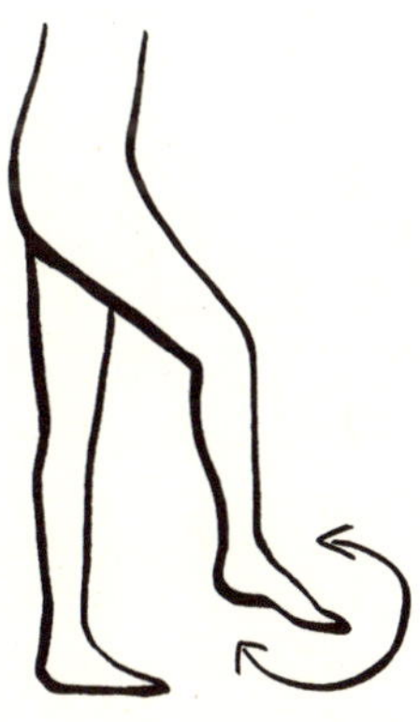

»Die Dehnung der Fußsohlen« dehnt reflektorisch die Wirbelsäule und den Schultergürtel

› Setzen Sie sich barfuß im Fersensitz auf Ihre Übungsmatte.
› Heben Sie den Rumpf und Po an und stellen Sie die Füße auf die Fußballen.
› Setzen Sie sich sanft wieder auf die Fersen und erhöhen Sie damit den Druck auf die Fußballen.
› Je mehr Gewicht Sie auf die Fersen verlagern, desto mehr werden die Fußsohlen gedehnt.
› Halten Sie die Position einen Moment, atmen Sie tief, denn die Dehnung ist mitunter schmerzhaft.
› Dann gehen Sie wieder in den Kniestand, lockern die Füße etwas und wiederholen die Übung.

Tipp: Bei erstmaliger Ausführung kann die Dehnung schmerzhaft sein. Vorsichtig das Gewicht des Körpers nach hinten verlagern!

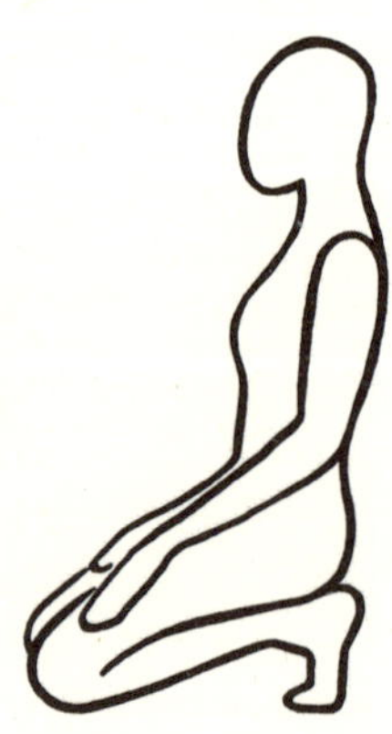

»Die Palme« trainiert einen stabilen Stand und kräftigt die Füße

- Stellen Sie sich barfuß auf die Erde und positionieren Sie Ihre Beine im Hüftabstand.
- Lassen Sie die Atmung frei fließen, der Atem kommt und geht.
- Fixieren Sie einen Punkt in Augenhöhe am Horizont und behalten Sie diesen während der gesamten Übung im Blick.
- Führen Sie nun Ihre gestreckten Arme zum Himmel und spreizen Sie Ihre Hände wie Palmwedel.
- Einatmend heben Sie Ihre Fersen vom Boden ab und verweilen in Balance, losgelöst von Raum und Zeit, auf den Zehenballen für etwa 20 Atemzüge.

Tipp: Bei dieser Asana die Pomuskeln und auch die Beckenbodenmuskeln fest anspannen, um die Balance zu halten!

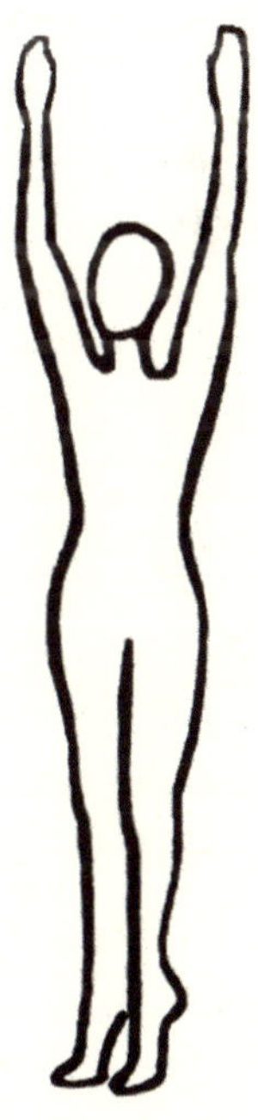

»Die Hund-Haltung 3« (Adho Mukha Svanasana 3) trainiert die Fuß- und Beinmuskeln

- Positionieren Sie sich im Vierfüßlerstand und stellen Sie Ihre Knie, Beine und Füße eng zueinander.
- Stellen Sie die Fußballen auf, heben Sie den Po gen Himmel.
- Ausatmend senken Sie die Fersen fest zur Erde ab, verweilen Sie drei Atemzüge lang.
- Einatmend heben Sie Ihr rechtes Bein an und strecken es zum Himmel.
- Halten Sie die Asana fünf Atemzüge oder länger, bevor Sie das Bein wieder absenken.
- Verweilen Sie auf beiden Füßen einige Atemzüge lang, dann heben Sie das linke Bein an.
- Abschließend in der Kind-Haltung die Körpermuskeln entspannen und die verstärkte Beindurchblutung spüren.

Tipp: Vor dieser Asana ein- bis zweimal die Hund-Haltung 1 (Sternbild Wassermann) zum Aufwärmen ausführen!

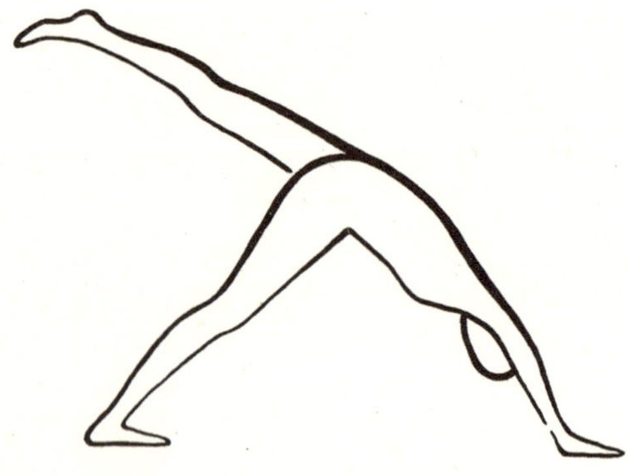

»Der Stab« (Dandasana) trainiert die Fußmuskeln und stärkt die gesamte Körpermuskulatur

› In der Bauchlage plazieren Sie Ihre Hände eng am Körper und nahe unter den Schultern.
› Die Ellbogen zeigen zum Himmel.
› Spannen Sie die Armmuskeln an und stellen Sie die Zehenballen auf.
› Nun die gesamte Körpermuskulatur, besonders die Beckenbodenmuskeln, anspannen und Kopf, Rumpf und Beine gleichzeitig vom Boden abheben.
› Gestreckt wie ein Stab verweilen Sie in dieser Position einige Atemzüge lang.
› Dann senken Sie die Knie und den Rest des Körpers wieder ab und spüren in der Bauchlage mit seitlich gedrehtem Kopf nach.
› Die Asana wiederholen.

Tipp: Diese Asana nur ausführen, wenn Arme und Beine trainiert und erwärmt sind, da sonst die Zehenballen zu stark belastet werden. Bei Hallux nicht ausführen!

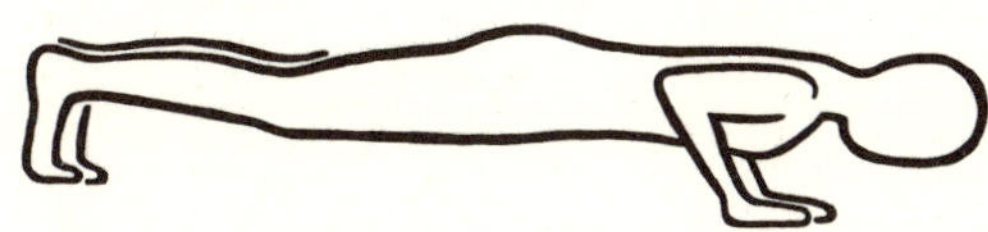

»Fußmassage mit Ball« stimuliert die Füße und fördert reflektorisch die Funktion der inneren Organe

- › Stellen Sie sich aufrecht hin und halten Sie einen Tennis- oder Igelball bereit.
- › Legen Sie den Ball unter Ihr rechtes Fußgewölbe und üben Sie über Gewichtsverlagerung etwas Druck auf den Ball aus.
- › Lassen Sie den Ball unter dem Fußgewölbe kreisen und massieren Sie Ihre Fußsohle.
- › Anschließend massieren Sie durch kreisende Ballbewegungen die Ferse, Innen- und Außenseite des Fußes sowie die Zehenballen.
- › Dann verfahren Sie genauso mit dem linken Fuß und spüren anschließend der angenehmen Wirkung nach.

Tipp: Die Verwendung eines Igelballs verstärkt die Wirkung auf die Reflexzonen der Füße. Die Übung kann auch auf einem Stuhl sitzend ausgeführt werden.

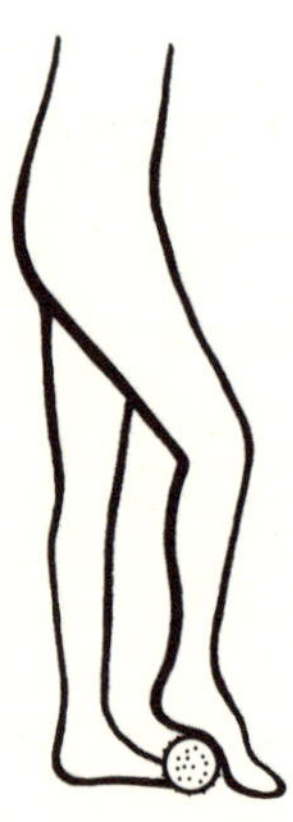

»Mal anders laufen« trainiert das Balancegefühl und stimuliert alle Reflexzonen der Füße

› Gehen Sie zuerst barfuß eine Strecke ab und nehmen Sie bewusst die unterschiedlichen Gegebenheiten des Bodens wahr.
› Danach gehen Sie die gleiche Strecke, diesmal nur auf Zehenballen.
› Anschließend laufen Sie die Strecke auf den Fersen.
› Dann laufen Sie auf den Innenkanten und danach auf den Außenkanten der Füße – immer die gleiche Strecke.
› Abschließend laufen Sie ganz achtsam rückwärts und rollen sanft die Füße dabei rückwärts ab.
› Nehmen Sie den Boden bzw. die Erde unter Ihren Füßen ganz bewusst wahr, laufen Sie meditierend und besinnen Sie sich darauf, was Sie in Ihrem Leben schon alles erleben durften.

Tipp: Diese Übung kann in der Wohnung, im Garten, auf einer Wiese oder auf dem Waldboden ausgeführt werden und vermittelt eine intensive Wahrnehmung der tragenden Erde.

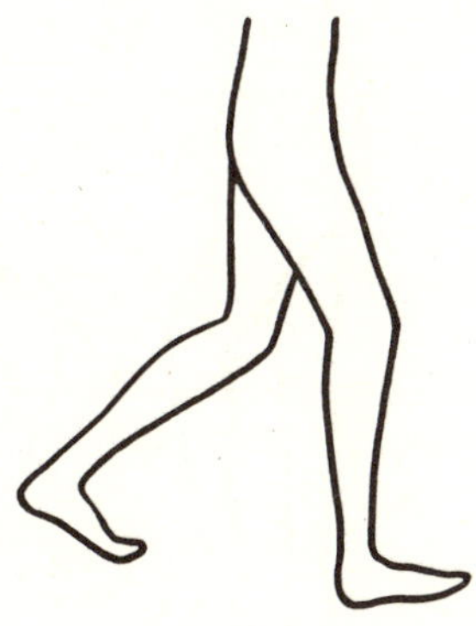

Nachwort

Gesundheit ist ein Geschenk der Schöpfung, für das wir täglich Dank und Achtung empfinden sollten. Körperliche und mentale Gesundheit sowie seelisches Wohlbefinden sind durchaus aktiv förderbar. Es liegt in der Verantwortung eines jeden Individuums, ihr harmonisches Zusammenspiel zu fördern und damit der schöpferischen Intelligenz Achtung und Ehre zu erweisen. Gesundheitsvorsorge ist keine Angelegenheit von Versicherungen, sondern ein ureigenes Interesse eines jeden Menschen. Und Gesundheit ist fühlbar, erfassbar und erlernbar, indem wir wieder lernen, mit den natürlichen Zyklen der Natur und nicht gegen die Natur zu leben. Die Rhythmen von Sonne und Mond weisen uns den Weg zu lebenslanger Vitalität.

Das Licht der Natur lügt nicht, aber die
Theoretiker haben es umgedreht wider die Natur.
Ist der Mensch verkehrt, so verkehrt er auch
das Licht der Natur.
Suchet zuerst das Reich der Wahrheit,
so werdet ihr mehr erfahren, als auf Erden sichtbar ist.
Zweifelt niemals an der Schöpfung,
denn sie ist unser höchster Arzt.
So wie wir sie und unseren Nächsten lieben,
so werden wir alles erhalten, dessen wir bedürfen.
Wenn wir aber müßig sind und die Liebe vergessen,
so wird uns auch das genommen,
was wir zu haben glauben.

Paracelsus

Birgit Feliz Carrasco ist Heilpraktikerin, Autorin zahlreicher Bücher und spirituelle Bloggerin. Als Yogatherapeutin richtet sie ihren Meditations- und Yogaunterricht nach den Mondphasen aus, um die heilsamen Wirkungen im Einklang mit natürlichen Zyklen zu verstärken. In Seminaren vermittelt Birgit Feliz Carrasco ihr reichhaltiges Erfahrungswissen und als Heilpraktikerin unterstützt sie Ratsuchende in Bewusstheitsentwicklung mit Seelencoaching und Channeling. Sie lebt und arbeitet in Wolfhagen bei Kassel. Nähere Infos und Kontaktdaten finden Sie unter www.birgitfelizcarrasco.com.

Mondphasen und Sternbilder
2022 – 2031

◑ zunehmender Mond
○ Vollmond
◐ abnehmender Mond
● Neumond

Widder
Stier
Zwillinge
Krebs
Löwe
Jungfrau
Waage
Skorpion
Schütze
Steinbock
Wassermann
Fische

2022 – 1. Halbjahr

Januar				Februar				März			
S	1	♐		D	1	♒	● 06.45	D	1	♒	
S	2	♐	● 19.33	M	2	♒		M	2	♓	● 18.34
M	3	♑		D	3	♓		D	3	♓	
D	4	♑		F	4	♓		F	4	♓	
M	5	♒		S	5	♈		S	5	♈	
D	6	♒		S	6	♈		S	6	♈	
F	7	♓		M	7	♉		M	7	♉	
S	8	♓		D	8	♉	☽	D	8	♉	
S	9	♈	☽	M	9	♉		M	9	♊	
M	10	♈		D	10	♊		D	10	♊	☽
D	11	♉		F	11	♊		F	11	♊	
M	12	♉		S	12	♊		S	12	♋	
D	13	♉		S	13	♋		S	13	♋	
F	14	♊		M	14	♋		M	14	♌	
S	15	♊		D	15	♌		D	15	♌	
S	16	♋		M	16	♌	○ 17.56	M	16	♌	
M	17	♋		D	17	♍		D	17	♍	
D	18	♋	○ 00.47	F	18	♍		F	18	♍	○ 08.18
M	19	♌		S	19	♍		S	19	♎	
D	20	♌		S	20	♎		S	20	♎	
F	21	♍		M	21	♎		M	21	♏	
S	22	♍		D	22	♏		D	22	♏	
S	23	♎		M	23	♏	☾	M	23	♐	
M	24	♎		D	24	♐		D	24	♐	
D	25	♎	☾	F	25	♐		F	25	♑	☾
M	26	♏		S	26	♑		S	26	♑	
D	27	♏		S	27	♑		S	27	♑	
F	28	♐		M	28	♒		M	28	♒	
S	29	♐						D	29	♒	
S	30	♑						M	30	♓	
M	31	♑						D	31	♓	

April	Mai	Juni
F 1 ♈ ● 07.24	S 1 ♉	M 1 ♊
S 2 ♈	M 2 ♉	D 2 ♋
S 3 ♉	D 3 ♊	F 3 ♋
M 4 ♉	M 4 ♊	S 4 ♌
D 5 ♉	D 5 ♊	S 5 ♌
M 6 ♊	F 6 ♋	M 6 ♌
D 7 ♊	S 7 ♋	D 7 ♍ ☽
F 8 ♋	S 8 ♌	M 8 ♍
S 9 ♋ ☽	M 9 ♌ ☽	D 9 ♎
S 10 ♋	D 10 ♍	F 10 ♎
M 11 ♌	M 11 ♍	S 11 ♏
D 12 ♌	D 12 ♍	S 12 ♏
M 13 ♍	F 13 ♎	M 13 ♐
D 14 ♍	S 14 ♎	D 14 ♐ ○ 12.50
F 15 ♎	S 15 ♏	M 15 ♑
S 16 ♎ ○ 19.55	M 16 ♏ ○ 05.12	D 16 ♑
S 17 ♎	D 17 ♐	F 17 ♒
M 18 ♏	M 18 ♐	S 18 ♒
D 19 ♏	D 19 ♑	S 19 ♒
M 20 ♐	F 20 ♑	M 20 ♓
D 21 ♐	S 21 ♒	D 21 ♓ ☾
F 22 ♑	S 22 ♒ ☾	M 22 ♈
S 23 ♑ ☾	M 23 ♓	D 23 ♈
S 24 ♒	D 24 ♓	F 24 ♉
M 25 ♒	M 25 ♈	S 25 ♉
D 26 ♓	D 26 ♈	S 26 ♉
M 27 ♓	F 27 ♈	M 27 ♊
D 28 ♈	S 28 ♉	D 28 ♊
F 29 ♈	S 29 ♉	M 29 ♋ ● 03.51
S 30 ♈ ● 21.27	M 30 ♊ ● 12.29	D 30 ♋
	D 31 ♊	

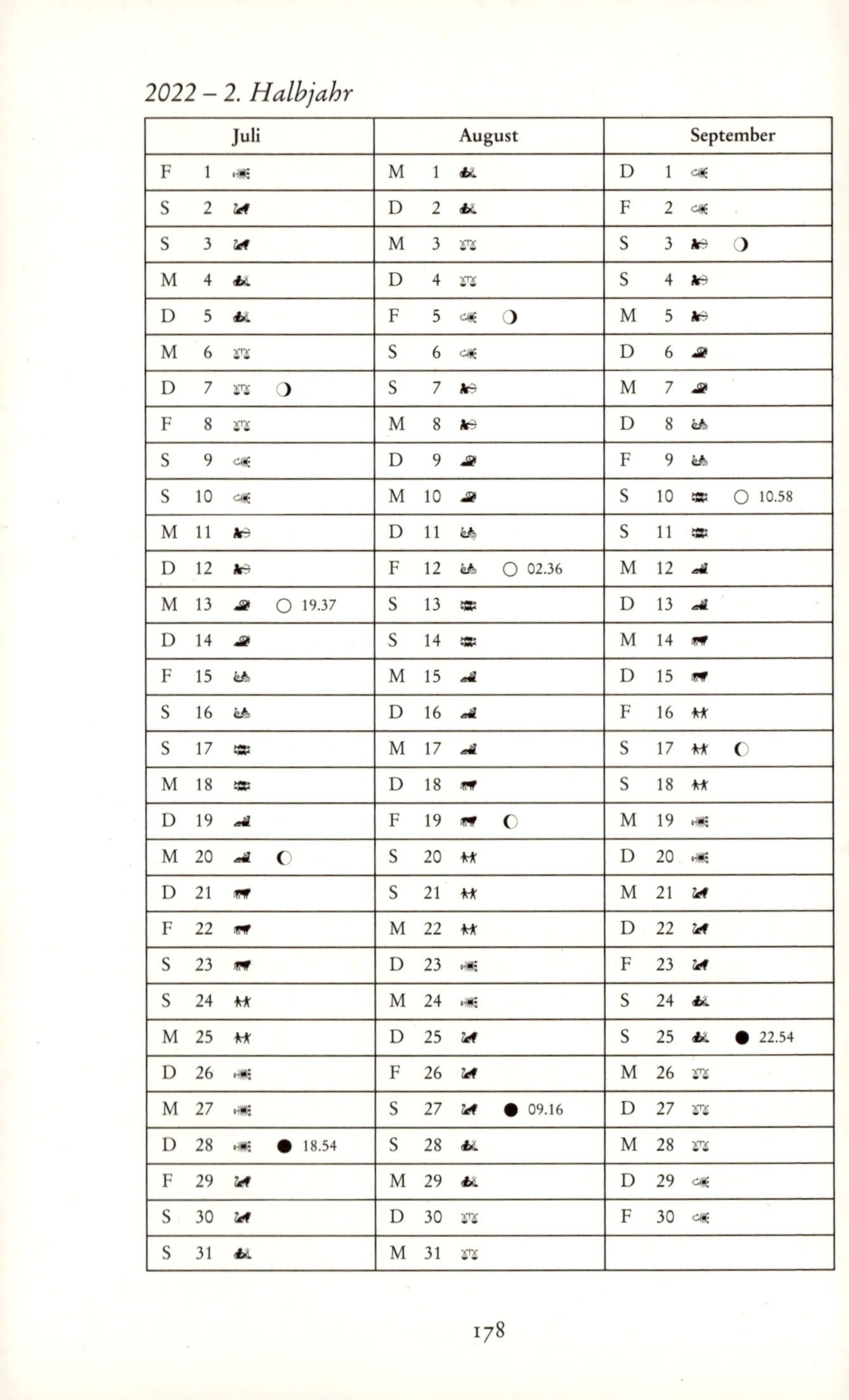

2022 – 2. Halbjahr

Juli			August			September		
F	1		M	1		D	1	
S	2		D	2		F	2	
S	3		M	3		S	3	◑
M	4		D	4		S	4	
D	5		F	5	◑	M	5	
M	6		S	6		D	6	
D	7	◑	S	7		M	7	
F	8		M	8		D	8	
S	9		D	9		F	9	
S	10		M	10		S	10	○ 10.58
M	11		D	11		S	11	
D	12		F	12	○ 02.36	M	12	
M	13	○ 19.37	S	13		D	13	
D	14		S	14		M	14	
F	15		M	15		D	15	
S	16		D	16		F	16	
S	17		M	17		S	17	◐
M	18		D	18		S	18	
D	19		F	19	◐	M	19	
M	20	◐	S	20		D	20	
D	21		S	21		M	21	
F	22		M	22		D	22	
S	23		D	23		F	23	
S	24		M	24		S	24	
M	25		D	25		S	25	● 22.54
D	26		F	26		M	26	
M	27		S	27	● 09.16	D	27	
D	28	● 18.54	S	28		M	28	
F	29		M	29		D	29	
S	30		D	30		F	30	
S	31		M	31				

Oktober				November				Dezember			
S	1	♐		D	1	♒	☽	D	1	♓	
S	2	♐		M	2	♒		F	2	♓	
M	3	♑	☽	D	3	♓		S	3	♈	
D	4	♑		F	4	♓		S	4	♈	
M	5	♒		S	5	♓		M	5	♉	
D	6	♒		S	6	♈		D	6	♉	
F	7	♓		M	7	♈		M	7	♊	
S	8	♓		D	8	♉	○ 12.01	D	8	♊	○ 05.08
S	9	♈	○ 21.53	M	9	♉		F	9	♊	
M	10	♈		D	10	♊		S	10	♋	
D	11	♉		F	11	♊		S	11	♋	
M	12	♉		S	12	♊		M	12	♌	
D	13	♉		S	13	♋		D	13	♌	
F	14	♊		M	14	♋		M	14	♌	
S	15	♊		D	15	♌		D	15	♍	
S	16	♋		M	16	♌	☾	F	16	♍	☾
M	17	♋	☾	D	17	♌		S	17	♎	
D	18	♋		F	18	♍		S	18	♎	
M	19	♌		S	19	♍		M	19	♎	
D	20	♌		S	20	♎		D	20	♏	
F	21	♍		M	21	♎		M	21	♏	
S	22	♍		D	22	♏		D	22	♐	
S	23	♍		M	23	♏	● 23.56	F	23	♐	● 11.16
M	24	♎		D	24	♐		S	24	♑	
D	25	♎	● 11.48	F	25	♐		S	25	♑	
M	26	♏		S	26	♑		M	26	♒	
D	27	♏		S	27	♑		D	27	♒	
F	28	♐		M	28	♒		M	28	♓	
S	29	♐		D	29	♒		D	29	♓	
S	30	♑		M	30	♒	☽	F	30	♈	☽
M	31	♑						S	31	♈	

2023 – 1. Halbjahr

Januar	Februar	März
S 1 ♉	M 1 ♊	M 1 ♊
M 2 ♉	D 2 ♋	D 2 ♋
D 3 ♉	F 3 ♋	F 3 ♋
M 4 ♊	S 4 ♋	S 4 ♌
D 5 ♊	S 5 ♌ ○ 19.27	S 5 ♌
F 6 ♋	M 6 ♌	M 6 ♌
S 7 ♋ ○ 00.08	D 7 ♍	D 7 ♍ ○ 13.38
S 8 ♋	M 8 ♍	M 8 ♍
M 9 ♌	D 9 ♍	D 9 ♎
D 10 ♌	F 10 ♎	F 10 ♎
M 11 ♍	S 11 ♎	S 11 ♎
D 12 ♍	S 12 ♏	S 12 ♏
F 13 ♍	M 13 ♏ ☾	M 13 ♏
S 14 ♎	D 14 ♏	D 14 ♐
S 15 ♎ ☾	M 15 ♐	M 15 ♐ ☾
M 16 ♏	D 16 ♐	D 16 ♑
D 17 ♏	F 17 ♑	F 17 ♑
M 18 ♐	S 18 ♑	S 18 ♒
D 19 ♐	S 19 ♒	S 19 ♒
F 20 ♑	M 20 ♒ ● 08.05	M 20 ♓
S 21 ♑ ● 21.52	D 21 ♓	D 21 ♓ ● 18.22
S 22 ♒	M 22 ♓	M 22 ♈
M 23 ♒	D 23 ♈	D 23 ♈
D 24 ♓	F 24 ♈	F 24 ♉
M 25 ♓	S 25 ♉	S 25 ♉
D 26 ♈	S 26 ♉	S 26 ♉
F 27 ♈	M 27 ♊ ☽	M 27 ♊
S 28 ♈ ☽	D 28 ♊	D 28 ♊
S 29 ♉		M 29 ♋ ☽
M 30 ♉		D 30 ♋
D 31 ♊		F 31 ♌

April			Mai			Juni		
S	1	♌	M	1	♍	D	1	♎
S	2	♌	D	2	♍	F	2	♏
M	3	♍	M	3	♎	S	3	♏
D	4	♍	D	4	♎	S	4	♐ ○ 04.41
M	5	♎	F	5	♏ ○ 18.34	M	5	♐
D	6	♎ ○ 05.34	S	6	♏	D	6	♑
F	7	♎	S	7	♐	M	7	♑
S	8	♏	M	8	♐	D	8	♒
S	9	♏	D	9	♐	F	9	♒
M	10	♐	M	10	♑	S	10	♓ ◐
D	11	♐	D	11	♑	S	11	♓
M	12	♑	F	12	♒ ◐	M	12	♈
D	13	♑ ◐	S	13	♒	D	13	♈
F	14	♒	S	14	♓	M	14	♉
S	15	♒	M	15	♓	D	15	♉
S	16	♓	D	16	♈	F	16	♉
M	17	♓	M	17	♈	S	17	♊
D	18	♓	D	18	♉ ● 16.52	S	18	♊ ● 05.36
M	19	♈	F	19	♉	M	19	♋
D	20	♈ ● 05.11	S	20	♊	D	20	♋
F	21	♉	S	21	♊	M	21	♌
S	22	♉	M	22	♊	D	22	♌
S	23	♊	D	23	♋	F	23	♌
M	24	♊	M	24	♋	S	24	♍
D	25	♋	D	25	♌	S	25	♍
M	26	♋	F	26	♌	M	26	♎ ◑
D	27	♋ ◑	S	27	♌ ◑	D	27	♎
F	28	♌	S	28	♍	M	28	♎
S	29	♌	M	29	♍	D	29	♏
S	30	♍	D	30	♎	F	30	♏
			M	31	♎			

2023 – 2. Halbjahr

Juli				August				September			
S	1	♐		D	1	♑		F	1	♓	
S	2	♐		M	2	♒		S	2	♈	
M	3	♑	○ 12.37	D	3	♒		S	3	♈	
D	4	♑		F	4	♓		M	4	♉	
M	5	♒		S	5	♓		D	5	♉	
D	6	♒		S	6	♈		M	6	♊	◐
F	7	♓		M	7	♈		D	7	♊	
S	8	♓		D	8	♉	◐	F	8	♊	
S	9	♈		M	9	♉		S	9	♋	
M	10	♈	◐	D	10	♊		S	10	♋	
D	11	♈		F	11	♊		M	11	♌	
M	12	♉		S	12	♋		D	12	♌	
D	13	♉		S	13	♋		M	13	♌	
F	14	♊		M	14	♋		D	14	♍	
S	15	♊		D	15	♌		F	15	♍	● 02.39
S	16	♋		M	16	♌	● 10.37	S	16	♎	
M	17	♋	● 19.31	D	17	♌		S	17	♎	
D	18	♋		F	18	♍		M	18	♎	
M	19	♌		S	19	♍		D	19	♏	
D	20	♌		S	20	♎		M	20	♏	
F	21	♍		M	21	♎		D	21	♐	
S	22	♍		D	22	♎		F	22	♐	◑
S	23	♍		M	23	♏		S	23	♑	
M	24	♎		D	24	♏	◑	S	24	♑	
D	25	♎	◑	F	25	♐		M	25	♑	
M	26	♏		S	26	♐		D	26	♒	
D	27	♏		S	27	♑		M	27	♒	
F	28	♏		M	28	♑		D	28	♓	
S	29	♐		D	29	♒		F	29	♓	○ 10.58
S	30	♐		M	30	♒		S	30	♈	
M	31	♑		D	31	♓	○ 02.36				

Oktober	November	Dezember
S 1 ♈	M 1 ♊	F 1 ♋
M 2 ♉	D 2 ♋	S 2 ♌
D 3 ♉	F 3 ♋	S 3 ♌
M 4 ♊	S 4 ♋	M 4 ♌
D 5 ♊	S 5 ♌ ◐	D 5 ♍ ◐
F 6 ♋ ◐	M 6 ♌	M 6 ♍
S 7 ♋	D 7 ♍	D 7 ♎
S 8 ♋	M 8 ♍	F 8 ♎
M 9 ♌	D 9 ♍	S 9 ♎
D 10 ♌	F 10 ♎	S 10 ♏
M 11 ♍	S 11 ♎	M 11 ♏
D 12 ♍	S 12 ♏	D 12 ♐
F 13 ♍	M 13 ♏ ● 10.27	M 13 ♐ ● 00.31
S 14 ♎ ● 18.54	D 14 ♏	D 14 ♑
S 15 ♎	M 15 ♐	F 15 ♑
M 16 ♏	D 16 ♐	S 16 ♒
D 17 ♏	F 17 ♑	S 17 ♒
M 18 ♐	S 18 ♑	M 18 ♓
D 19 ♐	S 19 ♒	D 19 ♓ ◑
F 20 ♐	M 20 ♒ ◑	M 20 ♈
S 21 ♑	D 21 ♓	D 21 ♈
S 22 ♑ ◑	M 22 ♓	F 22 ♈
M 23 ♒	D 23 ♈	S 23 ♉
D 24 ♒	F 24 ♈	S 24 ♉
M 25 ♓	S 25 ♉	M 25 ♊
D 26 ♓	S 26 ♉	D 26 ♊
F 27 ♈	M 27 ♉ ○ 10.14	M 27 ♋ ○ 01.32
S 28 ♈ ○ 21.23	D 28 ♊	D 28 ♋
S 29 ♉	M 29 ♊	F 29 ♋
M 30 ♉	D 30 ♋	S 30 ♌
D 31 ♊		S 31 ♌

2024 – 1. Halbjahr

Januar				Februar				März			
M	1	♍		D	1	♎		F	1	♏	
D	2	♍		F	2	♏		S	2	♏	
M	3	♍		S	3	♏	◐	S	3	♐	◐
D	4	♎	◐	S	4	♏		M	4	♐	
F	5	♎		M	5	♐		D	5	♑	
S	6	♏		D	6	♐		M	6	♑	
S	7	♏		M	7	♑		D	7	♑	
M	8	♐		D	8	♑		F	8	♒	
D	9	♐		F	9	♒	● 23.58	S	9	♒	
M	10	♐		S	10	♒		S	10	♓	● 09.59
D	11	♑	● 12.56	S	11	♓		M	11	♓	
F	12	♑		M	12	♓		D	12	♈	
S	13	♒		D	13	♈		M	13	♈	
S	14	♒		M	14	♈		D	14	♉	
M	15	♓		D	15	♉		F	15	♉	
D	16	♓		F	16	♉	◑	S	16	♊	
M	17	♈		S	17	♊		S	17	♊	◑
D	18	♈	◑	S	18	♊		M	18	♋	
F	19	♉		M	19	♊		D	19	♋	
S	20	♉		D	20	♋		M	20	♌	
S	21	♊		M	21	♋		D	21	♌	
M	22	♊		D	22	♌		F	22	♌	
D	23	♋		F	23	♌		S	23	♍	
M	24	♋		S	24	♌	○ 13.30	S	24	♍	
D	25	♋	○ 18.54	S	25	♍		M	25	♎	○ 07.58
F	26	♌		M	26	♍		D	26	♎	
S	27	♌		D	27	♎		M	27	♎	
S	28	♍		M	28	♎		D	28	♏	
M	29	♍		D	29	♎		F	29	♏	
D	30	♍						S	30	♐	
M	31	♎						S	31	♐	

April	Mai	Juni
M 1 ♐	M 1 ♒ ☾	S 1 ♓
D 2 ♑ ☾	D 2 ♒	S 2 ♈
M 3 ♑	F 3 ♓	M 3 ♈
D 4 ♒	S 4 ♓	D 4 ♉
F 5 ♒	S 5 ♈	M 5 ♉
S 6 ♓	M 6 ♈	D 6 ♊ ● 13.37
S 7 ♓	D 7 ♉	F 7 ♊
M 8 ♈ ● 19.20	M 8 ♉ ● 04.21	S 8 ♋
D 9 ♈	D 9 ♉	S 9 ♋
M 10 ♉	F 10 ♊	M 10 ♌
D 11 ♉	S 11 ♊	D 11 ♌
F 12 ♊	S 12 ♋	M 12 ♌
S 13 ♊	M 13 ♋	D 13 ♍
S 14 ♋	D 14 ♌	F 14 ♍ ☽
M 15 ♋ ☽	M 15 ♌ ☽	S 15 ♎
D 16 ♋	D 16 ♍	S 16 ♎
M 17 ♌	F 17 ♍	M 17 ♎
D 18 ♌	S 18 ♍	D 18 ♏
F 19 ♍	S 19 ♎	M 19 ♏
S 20 ♍	M 20 ♎	D 20 ♐
S 21 ♍	D 21 ♏	F 21 ♐
M 22 ♎	M 22 ♏	S 22 ♐ ○ 02.08
D 23 ♎	D 23 ♏ ○ 14.52	S 23 ♑
M 24 ♏ ○ 00.47	F 24 ♐	M 24 ♑
D 25 ♏	S 25 ♐	D 25 ♒
F 26 ♏	S 26 ♑	M 26 ♒
S 27 ♐	M 27 ♑	D 27 ♓
S 28 ♐	D 28 ♒	F 28 ♓ ☾
M 29 ♑	M 29 ♒	S 29 ♈
D 30 ♑	D 30 ♒ ☾	S 30 ♈
	F 31 ♓	

2024 – 2. Halbjahr

Juli	August	September
M 1 ♉	D 1 ♊	S 1 ♌
D 2 ♉	F 2 ♋	M 2 ♌
M 3 ♊	S 3 ♋	D 3 ♍ ● 02.55
D 4 ♊	S 4 ♌ ● 12.12	M 4 ♍
F 5 ♋ ● 23.56	M 5 ♌	D 5 ♎
S 6 ♋	D 6 ♍	F 6 ♎
S 7 ♋	M 7 ♍	S 7 ♎
M 8 ♌	D 8 ♍	S 8 ♏
D 9 ♌	F 9 ♎	M 9 ♏
M 10 ♍	S 10 ♎	D 10 ♏
D 11 ♍	S 11 ♏	M 11 ♐ ☽
F 12 ♍	M 12 ♏ ☽	D 12 ♐
S 13 ♎ ☽	D 13 ♏	F 13 ♑
S 14 ♎	M 14 ♐	S 14 ♑
M 15 ♏	D 15 ♐	S 15 ♒
D 16 ♏	F 16 ♑	M 16 ♒
M 17 ♏	S 17 ♑	D 17 ♓
D 18 ♐	S 18 ♒	M 18 ♓ ○ 03.33
F 19 ♐	M 19 ♒ ○ 19.24	D 19 ♈
S 20 ♑	D 20 ♓	F 20 ♈
S 21 ♑ ○ 11.16	M 21 ♓	S 21 ♉
M 22 ♒	D 22 ♓	S 22 ♉
D 23 ♒	F 23 ♈	M 23 ♊
M 24 ♓	S 24 ♈	D 24 ♊ ☾
D 25 ♓	S 25 ♉	M 25 ♋
F 26 ♈	M 26 ♉ ☾	D 26 ♋
S 27 ♈	D 27 ♊	F 27 ♌
S 28 ♉ ☾	M 28 ♊	S 28 ♌
M 29 ♉	D 29 ♋	S 29 ♌
D 30 ♊	F 30 ♋	M 30 ♍
M 31 ♊	S 31 ♌	

Oktober				November				Dezember			
D	1	♍		F	1	♏	● 13.46	S	1	♐	● 07.20
M	2	♎	● 19.49	S	2	♏		M	2	♐	
D	3	♎		S	3	♏		D	3	♑	
F	4	♎		M	4	♐		M	4	♑	
S	5	♏		D	5	♐		D	5	♑	
S	6	♏		M	6	♑		F	6	♒	
M	7	♏		D	7	♑		S	7	♒	
D	8	♐		F	8	♒		S	8	♓	☽
M	9	♐		S	9	♒	☽	M	9	♓	
D	10	♑	☽	S	10	♒		D	10	♈	
F	11	♑		M	11	♓		M	11	♈	
S	12	♒		D	12	♓		D	12	♉	
S	13	♒		M	13	♈		F	13	♉	
M	14	♓		D	14	♈		S	14	♊	
D	15	♓		F	15	♉	○ 22.29	S	15	♊	○ 10.00
M	16	♈		S	16	♉		M	16	♋	
D	17	♈	○ 12.26	S	17	♊		D	17	♋	
F	18	♉		M	18	♊		M	18	♋	
S	19	♉		D	19	♋		D	19	♌	
S	20	♊		M	20	♋		F	20	♌	
M	21	♊		D	21	♌		S	21	♍	
D	22	♋		F	22	♌		S	22	♍	☾
M	23	♋		S	23	♌	☾	M	23	♎	
D	24	♋	☾	S	24	♍		D	24	♎	
F	25	♌		M	25	♍		M	25	♎	
S	26	♌		D	26	♎		D	26	♏	
S	27	♍		M	27	♎		F	27	♏	
M	28	♍		D	28	♎		S	28	♐	
D	29	♍		F	29	♏		S	29	♐	
M	30	♎		S	30	♏		M	30	♐	● 23.26
D	31	♎						D	31	♑	

2025 – 1. Halbjahr

Januar				Februar				März			
M	1	♑		S	1	♓		S	1	♓	
D	2	♒		S	2	♓		S	2	♈	
F	3	♒		M	3	♈		M	3	♈	
S	4	♓		D	4	♈		D	4	♉	
S	5	♓		M	5	♉	☽	M	5	♉	
M	6	♈		D	6	♉		D	6	♊	☽
D	7	♈	☽	F	7	♊		F	7	♊	
M	8	♉		S	8	♊		S	8	♋	
D	9	♉		S	9	♋		S	9	♋	
F	10	♉		M	10	♋		M	10	♌	
S	11	♊		D	11	♌		D	11	♌	
S	12	♊		M	12	♌	○ 14.52	M	12	♌	
M	13	♋	○ 23.24	D	13	♌		D	13	♍	
D	14	♋		F	14	♍		F	14	♍	○ 07.55
M	15	♌		S	15	♍		S	15	♎	
D	16	♌		S	16	♎		S	16	♎	
F	17	♍		M	17	♎		M	17	♎	
S	18	♍		D	18	♎		D	18	♏	
S	19	♍		M	19	♏		M	19	♏	
M	20	♎		D	20	♏	☾	D	20	♐	
D	21	♎	☾	F	21	♐		F	21	♐	
M	22	♏		S	22	♐		S	22	♐	☾
D	23	♏		S	23	♐		S	23	♑	
F	24	♏		M	24	♑		M	24	♑	
S	25	♐		D	25	♑		D	25	♒	
S	26	♐		M	26	♒		M	26	♒	
M	27	♑		D	27	♒		D	27	♓	
D	28	♑		F	28	♓	● 01.44	F	28	♓	
M	29	♒	● 13.35					S	29	♈	● 11.57
D	30	♒						S	30	♈	
F	31	♓						M	31	♉	

April	Mai	Juni
D 1 ♉	D 1 ♊	S 1 ♌
M 2 ♊	F 2 ♋	M 2 ♌
D 3 ♊	S 3 ♋	D 3 ♍ ☽
F 4 ♋	S 4 ♌ ☽	M 4 ♍
S 5 ♋ ☽	M 5 ♌	D 5 ♎
S 6 ♋	D 6 ♍	F 6 ♎
M 7 ♌	M 7 ♍	S 7 ♎
D 8 ♌	D 8 ♍	S 8 ♏
M 9 ♍	F 9 ♎	M 9 ♏
D 10 ♍	S 10 ♎	D 10 ♐
F 11 ♍	S 11 ♏	M 11 ♐ ○ 08.42
S 12 ♎	M 12 ♏ ○ 17.54	D 12 ♐
S 13 ♎ ○ 01.22	D 13 ♏	F 13 ♑
M 14 ♏	M 14 ♐	S 14 ♑
D 15 ♏	D 15 ♐	S 15 ♒
M 16 ♏	F 16 ♑	M 16 ♒
D 17 ♐	S 17 ♑	D 17 ♓
F 18 ♐	S 18 ♑	M 18 ♓ ☾
S 19 ♑	M 19 ♒	D 19 ♓
S 20 ♑	D 20 ♒ ☾	F 20 ♈
M 21 ♑ ☾	M 21 ♓	S 21 ♈
D 22 ♒	D 22 ♓	S 22 ♉
M 23 ♒	F 23 ♈	M 23 ♉
D 24 ♓	S 24 ♈	D 24 ♊
F 25 ♓	S 25 ♉	M 25 ♊ ● 11.31
S 26 ♈	M 26 ♉	D 26 ♋
S 27 ♈ ● 20.30	D 27 ♊ ● 04.01	F 27 ♋
M 28 ♉	M 28 ♊	S 28 ♌
D 29 ♉	D 29 ♋	S 29 ♌
M 30 ♊	F 30 ♋	M 30 ♍
	S 31 ♌	

2025 – 2. Halbjahr

Juli	August	September
D 1 ♍	F 1 ♏ ◑	M 1 ♐
M 2 ♎ ◑	S 2 ♏	D 2 ♐
D 3 ♎	S 3 ♏	M 3 ♑
F 4 ♎	M 4 ♐	D 4 ♑
S 5 ♏	D 5 ♐	F 5 ♒
S 6 ♏	M 6 ♑	S 6 ♒
M 7 ♐	D 7 ♑	S 7 ♓ ○ 19.08
D 8 ♐	F 8 ♑ ○ 08.55	M 8 ♓
M 9 ♐	S 9 ♒	D 9 ♈
D 10 ♑ ○ 21.36	S 10 ♒	M 10 ♈
F 11 ♑	M 11 ♓	D 11 ♉
S 12 ♒	D 12 ♓	F 12 ♉
S 13 ♒	M 13 ♈	S 13 ♊
M 14 ♒	D 14 ♈	S 14 ♊ ◐
D 15 ♓	F 15 ♉	M 15 ♊
M 16 ♓	S 16 ♉ ◐	D 16 ♋
D 17 ♈	S 17 ♊	M 17 ♋
F 18 ♈ ◐	M 18 ♊	D 18 ♌
S 19 ♉	D 19 ♋	F 19 ♌
S 20 ♉	M 20 ♋	S 20 ♍
M 21 ♊	D 21 ♋	S 21 ♍ ● 20.53
D 22 ♊	F 22 ♌ ● 07.06	M 22 ♎
M 23 ♋	S 23 ♌	D 23 ♎
D 24 ♋ ● 20.10	S 24 ♍	M 24 ♎
F 25 ♌	M 25 ♍	D 25 ♏
S 26 ♌	D 26 ♎	F 26 ♏
S 27 ♍	M 27 ♎	S 27 ♐
M 28 ♍	D 28 ♎	S 28 ♐
D 29 ♍	F 29 ♏	M 29 ♐
M 30 ♎	S 30 ♏	D 30 ♑ ◑
D 31 ♎	S 31 ♐ ◑	

Oktober	November	Dezember
M 1 ♑	S 1 ♓	M 1 ♈
D 2 ♒	S 2 ♓	D 2 ♈
F 3 ♒	M 3 ♈	M 3 ♉
S 4 ♒	D 4 ♈	D 4 ♉
S 5 ♓	M 5 ♉ ○ 14.18	F 5 ♊ ○ 00.14
M 6 ♓	D 6 ♉	S 6 ♊
D 7 ♈ ○ 04.45	F 7 ♊	S 7 ♋
M 8 ♈	S 8 ♊	M 8 ♋
D 9 ♉	S 9 ♋	D 9 ♌
F 10 ♉	M 10 ♋	M 10 ♌
S 11 ♊	D 11 ♌	D 11 ♍ ◐
S 12 ♊	M 12 ♌ ◐	F 12 ♍
M 13 ♋ ◐	D 13 ♌	S 13 ♎
D 14 ♋	F 14 ♍	S 14 ♎
M 15 ♌	S 15 ♍	M 15 ♎
D 16 ♌	S 16 ♎	D 16 ♏
F 17 ♍	M 17 ♎	M 17 ♏
S 18 ♍	D 18 ♏	D 18 ♐
S 19 ♍	M 19 ♏	F 19 ♐
M 20 ♎	D 20 ♏ ● 07.46	S 20 ♐ ● 02.42
D 21 ♎ ● 13.24	F 21 ♐	S 21 ♑
M 22 ♏	S 22 ♐	M 22 ♑
D 23 ♏	S 23 ♑	D 23 ♒
F 24 ♏	M 24 ♑	M 24 ♒
S 25 ♐	D 25 ♑	D 25 ♒
S 26 ♐	M 26 ♒	F 26 ♓
M 27 ♑	D 27 ♒	S 27 ♓ ◑
D 28 ♑	F 28 ♓ ◑	S 28 ♈
M 29 ♑ ◑	S 29 ♓	M 29 ♈
D 30 ♒	S 30 ♓	D 30 ♉
F 31 ♒		M 31 ♉

2026 – 1. Halbjahr

Januar	Februar	März
D 1 ♊	S 1 ♋ ○ 23.10	S 1 ♌
F 2 ♊	M 2 ♌	M 2 ♌
S 3 ♋ ○ 11.05	D 3 ♌	D 3 ♍ ○ 12.41
S 4 ♋	M 4 ♍	M 4 ♍
M 5 ♌	D 5 ♍	D 5 ♎
D 6 ♌	F 6 ♎	F 6 ♎
M 7 ♍	S 7 ♎	S 7 ♎
D 8 ♍	S 8 ♏	S 8 ♏
F 9 ♍	M 9 ♏ ☾	M 9 ♏
S 10 ♎ ☾	D 10 ♏	D 10 ♐
S 11 ♎	M 11 ♐	M 11 ♐ ☾
M 12 ♏	D 12 ♐	D 12 ♐
D 13 ♏	F 13 ♑	F 13 ♑
M 14 ♏	S 14 ♑	S 14 ♑
D 15 ♐	S 15 ♑	S 15 ♒
F 16 ♐	M 16 ♒	M 16 ♒
S 17 ♑	D 17 ♒ ● 12.57	D 17 ♒
S 18 ♑ ● 20.50	M 18 ♓	M 18 ♓
M 19 ♒	D 19 ♓	D 19 ♓ ● 02.21
D 20 ♒	F 20 ♈	F 20 ♈
M 21 ♒	S 21 ♈	S 21 ♈
D 22 ♓	S 22 ♈	S 22 ♉
F 23 ♓	M 23 ♉	M 23 ♉
S 24 ♈	D 24 ♉ ☽	D 24 ♊
S 25 ♈	M 25 ♊	M 25 ♊ ☽
M 26 ♉ ☽	D 26 ♊	D 26 ♋
D 27 ♉	F 27 ♋	F 27 ♋
M 28 ♊	S 28 ♋	S 28 ♌
D 29 ♊		S 29 ♌
F 30 ♋		M 30 ♍
S 31 ♋		D 31 ♍

April	Mai	Juni
M 1 ♍	F 1 ♏ ○ 18.24	M 1 ♐
D 2 ♎ ○ 03.13	S 2 ♏	D 2 ♐
F 3 ♎	S 3 ♏	M 3 ♑
S 4 ♏	M 4 ♐	D 4 ♑
S 5 ♏	D 5 ♐	F 5 ♒
M 6 ♏	M 6 ♑	S 6 ♒
D 7 ♐	D 7 ♑	S 7 ♒
M 8 ♐	F 8 ♑	M 8 ♓ ◐
D 9 ♑	S 9 ♒ ◐	D 9 ♓
F 10 ♑ ◐	S 10 ♒	M 10 ♈
S 11 ♑	M 11 ♓	D 11 ♈
S 12 ♒	D 12 ♓	F 12 ♉
M 13 ♒	M 13 ♓	S 13 ♉
D 14 ♓	D 14 ♈	S 14 ♊
M 15 ♓	F 15 ♈	M 15 ♊ ● 03.54
D 16 ♈	S 16 ♉ ● 21.01	D 16 ♋
F 17 ♈ ● 12.49	S 17 ♉	M 17 ♋
S 18 ♉	M 18 ♊	D 18 ♌
S 19 ♉	D 19 ♊	F 19 ♌
M 20 ♊	M 20 ♋	S 20 ♍
D 21 ♊	D 21 ♋	S 21 ♍ ◑
M 22 ♋	F 22 ♌	M 22 ♎
D 23 ♋	S 23 ♌ ◑	D 23 ♎
F 24 ♌ ◑	S 24 ♍	M 24 ♎
S 25 ♌	M 25 ♍	D 25 ♏
S 26 ♌	D 26 ♎	F 26 ♏
M 27 ♍	M 27 ♎	S 27 ♐
D 28 ♍	D 28 ♎	S 28 ♐
M 29 ♎	F 29 ♏	M 29 ♐
D 30 ♎	S 30 ♏	D 30 ♑ ○ 00.56
	S 31 ♐ ○ 09.45	

2026 – 2. Halbjahr

Juli				August				September			
M	1	♑		S	1	♓		D	1	♈	
D	2	♒		S	2	♓		M	2	♉	
F	3	♒		M	3	♈		D	3	♉	
S	4	♒		D	4	♈		F	4	♊	☾
S	5	♓		M	5	♈		S	5	♊	
M	6	♓		D	6	♉	☾	S	6	♋	
D	7	♈	☾	F	7	♉		M	7	♋	
M	8	♈		S	8	♊		D	8	♌	
D	9	♉		S	9	♊		M	9	♌	
F	10	♉		M	10	♋		D	10	♍	
S	11	♊		D	11	♋		F	11	♍	● 04.28
S	12	♊		M	12	♌	● 18.38	S	12	♍	
M	13	♋		D	13	♌		S	13	♎	
D	14	♋	● 10.46	F	14	♍		M	14	♎	
M	15	♌		S	15	♍		D	15	♏	
D	16	♌		S	16	♎		M	16	♏	
F	17	♌		M	17	♎		D	17	♐	
S	18	♍		D	18	♏		F	18	♐	☽
S	19	♍		M	19	♏		S	19	♐	
M	20	♎		D	20	♏	☽	S	20	♑	
D	21	♎	☽	F	21	♐		M	21	♑	
M	22	♏		S	22	♐		D	22	♒	
D	23	♏		S	23	♑		M	23	♒	
F	24	♏		M	24	♑		D	24	♒	
S	25	♐		D	25	♑		F	25	♓	
S	26	♐		M	26	♒		S	26	♓	○ 17.45
M	27	♑		D	27	♒		S	27	♈	
D	28	♑		F	28	♓	○ 05.15	M	28	♈	
M	29	♑	○ 15.33	S	29	♓		D	29	♉	
D	30	♒		S	30	♓		M	30	♉	
F	31	♒		M	31	♈					

Oktober				November				Dezember			
D	1	♊		S	1	♋	☾	D	1	♍	☾
F	2	♊		M	2	♌		M	2	♍	
S	3	♋	☾	D	3	♌		D	3	♎	
S	4	♋		M	4	♍		F	4	♎	
M	5	♌		D	5	♍		S	5	♎	
D	6	♌		F	6	♎		S	6	♏	
M	7	♌		S	7	♎		M	7	♏	
D	8	♍		S	8	♏		D	8	♐	
F	9	♍		M	9	♏	● 08.04	M	9	♐	● 01.51
S	10	♎	● 16.53	D	10	♏		D	10	♐	
S	11	♎		M	11	♐		F	11	♑	
M	12	♏		D	12	♐		S	12	♑	
D	13	♏		F	13	♑		S	13	♒	
M	14	♏		S	14	♑		M	14	♒	
D	15	♐		S	15	♑		D	15	♒	
F	16	♐		M	16	♒		M	16	♓	
S	17	♑		D	17	♒	☽	D	17	♓	☽
S	18	♑	☽	M	18	♓		F	18	♈	
M	19	♑		D	19	♓		S	19	♈	
D	20	♒		F	20	♓		S	20	♉	
M	21	♒		S	21	♈		M	21	♉	
D	22	♓		S	22	♈		D	22	♊	
F	23	♓		M	23	♉		M	23	♊	
S	24	♈		D	24	♉	○ 15.52	D	24	♋	○ 02.27
S	25	♈		M	25	♊		F	25	♋	
M	26	♈	○ 05.09	D	26	♊		S	26	♌	
D	27	♉		F	27	♋		S	27	♌	
M	28	♉		S	28	♋		M	28	♍	
D	29	♊		S	29	♌		D	29	♍	
F	30	♊		M	30	♌		M	30	♍	
S	31	♋						D	31	♎	

2027 – 1. Halbjahr

Januar				Februar				März			
F	1	♎		M	1	♐		M	1	♐	
S	2	♏		D	2	♐		D	2	♑	
S	3	♏		M	3	♑		M	3	♑	
M	4	♐		D	4	♑		D	4	♑	
D	5	♐		F	5	♑		F	5	♒	
M	6	♐		S	6	♒	● 16.54	S	6	♒	
D	7	♑	● 21.24	S	7	♒		S	7	♒	
F	8	♑		M	8	♓		M	8	♓	● 10.25
S	9	♒		D	9	♓		D	9	♓	
S	10	♒		M	10	♓		M	10	♈	
M	11	♒		D	11	♈		D	11	♈	
D	12	♓		F	12	♈		F	12	♉	
M	13	♓		S	13	♉		S	13	♉	
D	14	♈		S	14	♉	☽	S	14	♊	
F	15	♈	☽	M	15	♊		M	15	♊	☽
S	16	♈		D	16	♊		D	16	♊	
S	17	♉		M	17	♋		M	17	♋	
M	18	♉		D	18	♋		D	18	♋	
D	19	♊		F	19	♌		F	19	♌	
M	20	♊		S	20	♌		S	20	♌	
D	21	♋		S	21	♍	○ 00.22	S	21	♍	
F	22	♋	○ 13.18	M	22	♍		M	22	♍	○ 11.47
S	23	♌		D	23	♎		D	23	♎	
S	24	♌		M	24	♎		M	24	♎	
M	25	♍		D	25	♎		D	25	♏	
D	26	♍		F	26	♏		F	26	♏	
M	27	♎		S	27	♏		S	27	♐	
D	28	♎		S	28	♐	☾	S	28	♐	
F	29	♏	☾					M	29	♐	
S	30	♏						D	30	♑	☾
S	31	♏						M	31	♑	

April				Mai				Juni			
D	1	♒		S	1	♓		D	1	♈	
F	2	♒		S	2	♓		M	2	♉	
S	3	♒		M	3	♓		D	3	♉	
S	4	♓		D	4	♈		F	4	♊	● 20.39
M	5	♓		M	5	♈		S	5	♊	
D	6	♈		D	6	♉	● 11.55	S	6	♋	
M	7	♈	● 00.50	F	7	♉		M	7	♋	
D	8	♈		S	8	♊		D	8	♌	
F	9	♉		S	9	♊		M	9	♌	
S	10	♉		M	10	♋		D	10	♌	
S	11	♊		D	11	♋		F	11	♍	☽
M	12	♊		M	12	♌		S	12	♍	
D	13	♋	☽	D	13	♌	☽	S	13	♎	
M	14	♋		F	14	♍		M	14	♎	
D	15	♌		S	15	♍		D	15	♏	
F	16	♌		S	16	♎		M	16	♏	
S	17	♍		M	17	♎		D	17	♐	
S	18	♍		D	18	♎		F	18	♐	
M	19	♎		M	19	♏		S	19	♐	○ 01.44
D	20	♎	○ 23.27	D	20	♏	○ 12.02	S	20	♑	
M	21	♏		F	21	♐		M	21	♑	
D	22	♏		S	22	♐		D	22	♒	
F	23	♏		S	23	♑		M	23	♒	
S	24	♐		M	24	♑		D	24	♒	
S	25	♐		D	25	♑		F	25	♓	
M	26	♑		M	26	♒		S	26	♓	
D	27	♑		D	27	♒		S	27	♈	☾
M	28	♑	☾	F	28	♒	☾	M	28	♈	
D	29	♒		S	29	♓		D	29	♈	
F	30	♒		S	30	♓		M	30	♉	
				M	31	♈					

2027 – 2. Halbjahr

Juli				August				September			
D	1	♉		S	1	♋		M	1	♍	
F	2	♊		M	2	♌	● 11.04	D	2	♍	
S	3	♊		D	3	♌		F	3	♎	
S	4	♋	● 04.01	M	4	♍		S	4	♎	
M	5	♋		D	5	♍		S	5	♏	
D	6	♌		F	6	♎		M	6	♏	
M	7	♌		S	7	♎		D	7	♐	◑
D	8	♍		S	8	♏		M	8	♐	
F	9	♍		M	9	♏	◑	D	9	♐	
S	10	♎	◑	D	10	♏		F	10	♑	
S	11	♎		M	11	♐		S	11	♑	
M	12	♏		D	12	♐		S	12	♒	
D	13	♏		F	13	♑		M	13	♒	
M	14	♏		S	14	♑		D	14	♒	
D	15	♐		S	15	♑		M	15	♓	
F	16	♐		M	16	♒		D	16	♓	○ 00.02
S	17	♑		D	17	♒	○ 08.27	F	17	♈	
S	18	♑	○ 16.45	M	18	♓		S	18	♈	
M	19	♑		D	19	♓		S	19	♉	
D	20	♒		F	20	♓		M	20	♉	
M	21	♒		S	21	♈		D	21	♉	
D	22	♓		S	22	♈		M	22	♊	
F	23	♓		M	23	♉		D	23	♊	◐
S	24	♓		D	24	♉		F	24	♋	
S	25	♈		M	25	♉	◐	S	25	♋	
M	26	♈	◐	D	26	♊		S	26	♌	
D	27	♉		F	27	♊		M	27	♌	
M	28	♉		S	28	♋		D	28	♍	
D	29	♊		S	29	♋		M	29	♍	
F	30	♊		M	30	♌		D	30	♎	● 03.36
S	31	♋		D	31	♌	● 18.41				

Oktober	November	Dezember
F 1 ♎	M 1 ♐	M 1 ♑
S 2 ♏	D 2 ♐	D 2 ♑
S 3 ♏	M 3 ♑	F 3 ♒
M 4 ♐	D 4 ♑	S 4 ♒
D 5 ♐	F 5 ♑	S 5 ♒
M 6 ♐	S 6 ♒ ◑	M 6 ♓ ◑
D 7 ♑ ◑	S 7 ♒	D 7 ♓
F 8 ♑	M 8 ♓	M 8 ♈
S 9 ♒	D 9 ♓	D 9 ♈
S 10 ♒	M 10 ♓	F 10 ♉
M 11 ♒	D 11 ♈	S 11 ♉
D 12 ♓	F 12 ♈	S 12 ♉
M 13 ♓	S 13 ♉	M 13 ♊ ○ 17.05
D 14 ♈	S 14 ♉ ○ 04.24	D 14 ♊
F 15 ♈ ○ 14.42	M 15 ♊	M 15 ♋
S 16 ♈	D 16 ♊	D 16 ♋
S 17 ♉	M 17 ♋	F 17 ♌
M 18 ♉	D 18 ♋	S 18 ♌
D 19 ♊	F 19 ♋	S 19 ♍
M 20 ♊	S 20 ♌	M 20 ♍ ◐
D 21 ♋	S 21 ♌ ◐	D 21 ♎
F 22 ♋ ◐	M 22 ♍	M 22 ♎
S 23 ♌	D 23 ♍	D 23 ♏
S 24 ♌	M 24 ♎	F 24 ♏
M 25 ♍	D 25 ♎	S 25 ♏
D 26 ♍	F 26 ♏	S 26 ♐
M 27 ♍	S 27 ♏	M 27 ♐ ● 21.13
D 28 ♎	S 28 ♐ ● 04.26	D 28 ♑
F 29 ♎ ● 14.41	M 29 ♐	M 29 ♑
S 30 ♏	D 30 ♐	D 30 ♒
S 31 ♏		F 31 ♒

2028 – 1. Halbjahr

Januar	Februar	März
S 1 ♒	D 1 ♈	M 1 ♉
S 2 ♓	M 2 ♈	D 2 ♉
M 3 ♓	D 3 ♉ ◑	F 3 ♉
D 4 ♈	F 4 ♉	S 4 ♊ ◑
M 5 ♈ ◑	S 5 ♉	S 5 ♊
D 6 ♈	S 6 ♊	M 6 ♋
F 7 ♉	M 7 ♊	D 7 ♋
S 8 ♉	D 8 ♋	M 8 ♌
S 9 ♊	M 9 ♋	D 9 ♌
M 10 ♊	D 10 ♌ ○ 16.01	F 10 ♍
D 11 ♋	F 11 ♌	S 11 ♍ ○ 02.06
M 12 ♋ ○ 05.02	S 12 ♍	S 12 ♎
D 13 ♌	S 13 ♍	M 13 ♎
F 14 ♌	M 14 ♎	D 14 ♏
S 15 ♍	D 15 ♎	M 15 ♏
S 16 ♍	M 16 ♏	D 16 ♐
M 17 ♎	D 17 ♏ ◐	F 17 ♐
D 18 ♎ ◐	F 18 ♐	S 18 ♐ ◐
M 19 ♏	S 19 ♐	S 19 ♑
D 20 ♏	S 20 ♑	M 20 ♑
F 21 ♏	M 21 ♑	D 21 ♒
S 22 ♐	D 22 ♑	M 22 ♒
S 23 ♐	M 23 ♒	D 23 ♒
M 24 ♑	D 24 ♒	F 24 ♓
D 25 ♑	F 25 ♓ ● 11.36	S 25 ♓
M 26 ♑ ● 16.13	S 26 ♓	S 26 ♈ ● 05.29
D 27 ♒	S 27 ♓	M 27 ♈
F 28 ♒	M 28 ♈	D 28 ♈
S 29 ♓	D 29 ♈	M 29 ♉
S 30 ♓		D 30 ♉
M 31 ♓		F 31 ♊

April	Mai	Juni
S 1 ♊	M 1 ♋	D 1 ♍
S 2 ♋ ☽	D 2 ♌ ☽	F 2 ♎
M 3 ♋	M 3 ♌	S 3 ♎
D 4 ♋	D 4 ♍	S 4 ♏
M 5 ♌	F 5 ♍	M 5 ♏
D 6 ♌	S 6 ♎	D 6 ♏
F 7 ♍	S 7 ♎	M 7 ♐ ○ 07.12
S 8 ♍	M 8 ♏ ○ 20.51	D 8 ♐
S 9 ♎ ○ 11.29	D 9 ♏	F 9 ♑
M 10 ♎	M 10 ♐	S 10 ♑
D 11 ♏	D 11 ♐	S 11 ♒
M 12 ♏	F 12 ♑	M 12 ♒
D 13 ♐	S 13 ♑	D 13 ♒
F 14 ♐	S 14 ♑	M 14 ♓
S 15 ♑	M 15 ♒	D 15 ♓ ☾
S 16 ♑ ☾	D 16 ♒ ☾	F 16 ♈
M 17 ♒	M 17 ♓	S 17 ♈
D 18 ♒	D 18 ♓	S 18 ♈
M 19 ♒	F 19 ♓	M 19 ♉
D 20 ♓	S 20 ♈	D 20 ♉
F 21 ♓	S 21 ♈	M 21 ♊
S 22 ♓	M 22 ♉	D 22 ♊ ● 19.25
S 23 ♈	D 23 ♉	F 23 ♋
M 24 ♈ ● 20.45	M 24 ♉ ● 09.13	S 24 ♋
D 25 ♉	D 25 ♊	S 25 ♌
M 26 ♉	F 26 ♊	M 26 ♌
D 27 ♊	S 27 ♋	D 27 ♍
F 28 ♊	S 28 ♋	M 28 ♍
S 29 ♊	M 29 ♌	D 29 ♎ ☽
S 30 ♋	D 30 ♌	F 30 ♎
	M 31 ♍ ☽	

2028 – 2. Halbjahr

Juli				August				September			
S	1	♎		D	1	♐		F	1	♒	
S	2	♏		M	2	♑		S	2	♒	
M	3	♏		D	3	♑		S	3	♒	
D	4	♐		F	4	♑		M	4	♓	○ 00.47
M	5	♐		S	5	♒	○ 09.11	D	5	♓	
D	6	♑	○ 19.13	S	6	♒		M	6	♈	
F	7	♑		M	7	♓		D	7	♈	
S	8	♒		D	8	♓		F	8	♈	
S	9	♒		M	9	♓		S	9	♉	
M	10	♒		D	10	♈		S	10	♉	
D	11	♓		F	11	♈		M	11	♊	
M	12	♓		S	12	♉		D	12	♊	◐
D	13	♓		S	13	♉	◐	M	13	♋	
F	14	♈	◐	M	14	♉		D	14	♋	
S	15	♈		D	15	♊		F	15	♋	
S	16	♉		M	16	♊		S	16	♌	
M	17	♉		D	17	♋		S	17	♌	
D	18	♊		F	18	♋		M	18	♍	● 19.22
M	19	♊		S	19	♌		D	19	♍	
D	20	♊		S	20	♌	● 11.41	M	20	♎	
F	21	♋		M	21	♍		D	21	♎	
S	22	♋	● 03.59	D	22	♍		F	22	♏	
S	23	♌		M	23	♎		S	23	♏	
M	24	♌		D	24	♎		S	24	♐	
D	25	♍		F	25	♏		M	25	♐	◑
M	26	♍		S	26	♏		D	26	♑	
D	27	♎		S	27	♐	◑	M	27	♑	
F	28	♎	◑	M	28	♐		D	28	♒	
S	29	♏		D	29	♐		F	29	♒	
S	30	♏		M	30	♑		S	30	♒	
M	31	♐		D	31	♑					

Oktober				November				Dezember			
S	1	♓		M	1	♈		F	1	♉	
M	2	♓		D	2	♉	○ 10.14	S	2	♊	○ 02.39
D	3	♈	○ 17.23	F	3	♉		S	3	♊	
M	4	♈		S	4	♊		M	4	♋	
D	5	♈		S	5	♊		D	5	♋	
F	6	♉		M	6	♊		M	6	♌	
S	7	♉		D	7	♋		D	7	♌	
S	8	♊		M	8	♋		F	8	♌	
M	9	♊		D	9	♌	◐	S	9	♍	◐
D	10	♊		F	10	♌		S	10	♍	
M	11	♋	◐	S	11	♍		M	11	♎	
D	12	♋		S	12	♍		D	12	♎	
F	13	♌		M	13	♎		M	13	♏	
S	14	♌		D	14	♎		D	14	♏	
S	15	♍		M	15	♏		F	15	♐	
M	16	♍		D	16	♏	● 14.22	S	16	♐	● 03.07
D	17	♎		F	17	♐		S	17	♑	
M	18	♎	● 03.58	S	18	♐		M	18	♑	
D	19	♏		S	19	♐		D	19	♒	
F	20	♏		M	20	♑		M	20	♒	
S	21	♐		D	21	♑		D	21	♒	
S	22	♐		M	22	♒		F	22	♓	
M	23	♑		D	23	♒		S	23	♓	◑
D	24	♑		F	24	♓	◑	S	24	♈	
M	25	♑	◑	S	25	♓		M	25	♈	
D	26	♒		S	26	♓		D	26	♈	
F	27	♒		M	27	♈		M	27	♉	
S	28	♓		D	28	♈		D	28	♉	
S	29	♓		M	29	♉		F	29	♊	
M	30	♓		D	30	♉		S	30	♊	
D	31	♈						S	31	♋	○ 17.44

2029 – 1. Halbjahr

Januar		Februar		März	
M 1 ♋		D 1 ♍		D 1 ♍	
D 2 ♋		F 2 ♍		F 2 ♍	
M 3 ♌		S 3 ♎		S 3 ♎	
D 4 ♌		S 4 ♎		S 4 ♎	
F 5 ♍		M 5 ♏	☾	M 5 ♏	
S 6 ♍		D 6 ♏		D 6 ♏	
S 7 ♎	☾	M 7 ♐		M 7 ♐	☾
M 8 ♎		D 8 ♐		D 8 ♐	
D 9 ♏		F 9 ♐		F 9 ♑	
M 10 ♏		S 10 ♑		S 10 ♑	
D 11 ♐		S 11 ♑		S 11 ♒	
F 12 ♐		M 12 ♒		M 12 ♒	
S 13 ♑		D 13 ♒	● 11.33	D 13 ♒	
S 14 ♑	● 18.26	M 14 ♓		M 14 ♓	
M 15 ♑		D 15 ♓		D 15 ♓	● 05.19
D 16 ♒		F 16 ♓		F 16 ♈	
M 17 ♒		S 17 ♈		S 17 ♈	
D 18 ♓		S 18 ♈		S 18 ♈	
F 19 ♓		M 19 ♉		M 19 ♉	
S 20 ♓		D 20 ♉		D 20 ♉	
S 21 ♈		M 21 ♉	☽	M 21 ♊	
M 22 ♈	☽	D 22 ♊		D 22 ♊	
D 23 ♉		F 23 ♊		F 23 ♊	☽
M 24 ♉		S 24 ♋		S 24 ♋	
D 25 ♉		S 25 ♋		S 25 ♋	
F 26 ♊		M 26 ♌		M 26 ♌	
S 27 ♊		D 27 ♌		D 27 ♌	
S 28 ♋		M 28 ♌	○ 18.07	M 28 ♍	
M 29 ♋				D 29 ♍	
D 30 ♌	○ 07.00			F 30 ♎	○ 03.25
M 31 ♌				S 31 ♎	

April	Mai	Juni
S 1 ♏	D 1 ♐	F 1 ♒
M 2 ♏	M 2 ♐	S 2 ♒
D 3 ♐	D 3 ♑	S 3 ♓
M 4 ♐	F 4 ♑	M 4 ♓ ◐
D 5 ♑ ◐	S 5 ♒ ◐	D 5 ♓
F 6 ♑	S 6 ♒	M 6 ♈
S 7 ♒	M 7 ♓	D 7 ♈
S 8 ♒	D 8 ♓	F 8 ♉
M 9 ♒	M 9 ♓	S 9 ♉
D 10 ♓	D 10 ♈	S 10 ♉
M 11 ♓	F 11 ♈	M 11 ♊
D 12 ♈	S 12 ♉	D 12 ♊ ● 04.49
F 13 ♈ ● 22.39	S 13 ♉ ● 14.40	M 13 ♋
S 14 ♈	M 14 ♉	D 14 ♋
S 15 ♉	D 15 ♊	F 15 ♋
M 16 ♉	M 16 ♊	S 16 ♌
D 17 ♊	D 17 ♋	S 17 ♌
M 18 ♊	F 18 ♋	M 18 ♍
D 19 ♊	S 19 ♌	D 19 ♍ ◑
F 20 ♋	S 20 ♌	M 20 ♎
S 21 ♋ ◑	M 21 ♌ ◑	D 21 ♎
S 22 ♌	D 22 ♍	F 22 ♏
M 23 ♌	M 23 ♍	S 23 ♏
D 24 ♍	D 24 ♎	S 24 ♐
M 25 ♍	F 25 ♎	M 25 ♐
D 26 ♎	S 26 ♏	D 26 ♑ ○ 04.23
F 27 ♎	S 27 ♏ ○ 19.40	M 27 ♑
S 28 ♏ ○ 11.39	M 28 ♐	D 28 ♑
S 29 ♏	D 29 ♐	F 29 ♒
M 30 ♐	M 30 ♑	S 30 ♒
	D 31 ♑	

2029 – 2. Halbjahr

Juli	August	September
S 1 ♓	M 1 ♈	S 1 ♊ ☾
M 2 ♓	D 2 ♉ ☾	S 2 ♊
D 3 ♈ ☾	F 3 ♉	M 3 ♋
M 4 ♈	S 4 ♉	D 4 ♋
D 5 ♈	S 5 ♊	M 5 ♋
F 6 ♉	M 6 ♊	D 6 ♌
S 7 ♉	D 7 ♋	F 7 ♌
S 8 ♊	M 8 ♋	S 8 ♍ ● 11.40
M 9 ♊	D 9 ♌	S 9 ♍
D 10 ♊	F 10 ♌ ● 02.54	M 10 ♎
M 11 ♋ ● 16.47	S 11 ♍	D 11 ♎
D 12 ♋	S 12 ♍	M 12 ♏
F 13 ♌	M 13 ♍	D 13 ♏
S 14 ♌	D 14 ♎	F 14 ♐
S 15 ♍	M 15 ♎	S 15 ♐ ☽
M 16 ♍	D 16 ♏ ☽	S 16 ♑
D 17 ♎	F 17 ♏	M 17 ♑
M 18 ♎ ☽	S 18 ♐	D 18 ♒
D 19 ♏	S 19 ♐	M 19 ♒
F 20 ♏	M 20 ♑	D 20 ♒
S 21 ♏	D 21 ♑	F 21 ♓
S 22 ♐	M 22 ♒	S 22 ♓ ○ 17.31
M 23 ♐	D 23 ♒	S 23 ♈
D 24 ♑	F 24 ♒ ○ 02.51	M 24 ♈
M 25 ♑ ○ 14.39	S 25 ♓	D 25 ♈
D 26 ♒	S 26 ♓	M 26 ♉
F 27 ♒	M 27 ♈	D 27 ♉
S 28 ♓	D 28 ♈	F 28 ♊
S 29 ♓	M 29 ♉	S 29 ♊
M 30 ♓	D 30 ♉	S 30 ♊ ☾
D 31 ♈	F 31 ♉	

Oktober				November				Dezember			
M	1	♋		D	1	♌		S	1	♎	
D	2	♋		F	2	♍		S	2	♎	
M	3	♌		S	3	♍		M	3	♏	
D	4	♌		S	4	♎		D	4	♏	
F	5	♍		M	5	♎		M	5	♐	● 15.55
S	6	♍		D	6	♏	● 05.25	D	6	♐	
S	7	♎	● 20.14	M	7	♏		F	7	♑	
M	8	♎		D	8	♐		S	8	♑	
D	9	♏		F	9	♐		S	9	♒	
M	10	♏		S	10	♑		M	10	♒	
D	11	♐		S	11	♑		D	11	♒	
F	12	♐		M	12	♒		M	12	♓	◑
S	13	♑		D	13	♒	◑	D	13	♓	
S	14	♑	◑	M	14	♓		F	14	♈	
M	15	♑		D	15	♓		S	15	♈	
D	16	♒		F	16	♓		S	16	♈	
M	17	♒		S	17	♈		M	17	♉	
D	18	♓		S	18	♈		D	18	♉	
F	19	♓		M	19	♉		M	19	♊	
S	20	♈		D	20	♉		D	20	♊	○ 23.46
S	21	♈		M	21	♉	○ 05.02	F	21	♊	
M	22	♈	○ 10.27	D	22	♊		S	22	♋	
D	23	♉		F	23	♊		S	23	♋	
M	24	♉		S	24	♋		M	24	♌	
D	25	♉		S	25	♋		D	25	♌	
F	26	♊		M	26	♋		M	26	♍	
S	27	♊		D	27	♌		D	27	♍	
S	28	♋		M	28	♌		F	28	♎	◐
M	29	♋		D	29	♍	◐	S	29	♎	
D	30	♌	◐	F	30	♍		S	30	♎	
M	31	♌						M	31	♏	

2030 – 1. Halbjahr

Januar	Februar	März
D 1	F 1	F 1
M 2	S 2 ● 17.09	S 2
D 3	S 3	S 3
F 4 ● 03.50	M 4	M 4 ● 07.37
S 5	D 5	D 5
S 6	M 6	M 6
M 7	D 7	D 7
D 8	F 8	F 8
M 9	S 9	S 9
D 10	S 10 ◑	S 10
F 11 ◑	M 11	M 11
S 12	D 12	D 12 ◑
S 13	M 13	M 13
M 14	D 14	D 14
D 15	F 15	F 15
M 16	S 16	S 16
D 17	S 17	S 17
F 18	M 18 ○ 07.15	M 18
S 19 ○ 16.50	D 19	D 19 ○ 18.53
S 20	M 20	M 20
M 21	D 21	D 21
D 22	F 22	F 22
M 23	S 23	S 23
D 24	S 24	S 24
F 25	M 25 ◐	M 25
S 26 ◐	D 26	D 26 ◐
S 27	M 27	M 27
M 28	D 28	D 28
D 29		F 29
M 30		S 30
D 31		S 31

April				Mai				Juni			
M	1	♓		M	1	♈		S	1	♊	● 07.20
D	2	♈	● 23.03	D	2	♉	● 15.13	S	2	♊	
M	3	♈		F	3	♉		M	3	♋	
D	4	♈		S	4	♉		D	4	♋	
F	5	♉		S	5	♊		M	5	♋	
S	6	♉		M	6	♊		D	6	♌	
S	7	♊		D	7	♋		F	7	♌	
M	8	♊		M	8	♋		S	8	♍	
D	9	♊		D	9	♋		S	9	♍	☽
M	10	♋		F	10	♌	☽	M	10	♍	
D	11	♋	☽	S	11	♌		D	11	♎	
F	12	♌		S	12	♍		M	12	♎	
S	13	♌		M	13	♍		D	13	♏	
S	14	♌		D	14	♎		F	14	♏	
M	15	♍		M	15	♎		S	15	♐	○ 19.41
D	16	♍		D	16	♏		S	16	♐	
M	17	♎		F	17	♏	○ 12.20	M	17	♑	
D	18	♎	○ 04.19	S	18	♐		D	18	♑	
F	19	♏		S	19	♐		M	19	♒	
S	20	♏		M	20	♑		D	20	♒	
S	21	♐		D	21	♑		F	21	♓	
M	22	♐		M	22	♒		S	22	♓	☾
D	23	♑		D	23	♒		S	23	♈	
M	24	♑	☾	F	24	♒	☾	M	24	♈	
D	25	♒		S	25	♓		D	25	♈	
F	26	♒		S	26	♓		M	26	♉	
S	27	♓		M	27	♈		D	27	♉	
S	28	♓		D	28	♈		F	28	♊	
M	29	♓		M	29	♉		S	29	♊	
D	30	♈		D	30	♉		S	30	♊	● 22.33
				F	31	♉					

2030 – 2. Halbjahr

Juli	August	September
M 1 ♋	D 1 ♌	S 1 ♎
D 2 ♋	F 2 ♍	M 2 ♏
M 3 ♌	S 3 ♍	D 3 ♏
D 4 ♌	S 4 ♎	M 4 ♏ ◑
F 5 ♌	M 5 ♎	D 5 ♐
S 6 ♍	D 6 ♏ ◑	F 6 ♐
S 7 ♍	M 7 ♏	S 7 ♑
M 8 ♎ ◑	D 8 ♐	S 8 ♑
D 9 ♎	F 9 ♐	M 9 ♒
M 10 ♏	S 10 ♑	D 10 ♒
D 11 ♏	S 11 ♑	M 11 ♓ ○ 22.19
F 12 ♐	M 12 ♑	D 12 ♓
S 13 ♐	D 13 ♒ ○ 11.46	F 13 ♈
S 14 ♑	M 14 ♒	S 14 ♈
M 15 ♑ ○ 03.12	D 15 ♓	S 15 ♈
D 16 ♒	F 16 ♓	M 16 ♉
M 17 ♒	S 17 ♈	D 17 ♉
D 18 ♓	S 18 ♈	M 18 ♊
F 19 ♓	M 19 ♉	D 19 ♊ ◐
S 20 ♓	D 20 ♉	F 20 ♊
S 21 ♈	M 21 ♉ ◐	S 21 ♋
M 22 ♈ ◐	D 22 ♊	S 22 ♋
D 23 ♉	F 23 ♊	M 23 ♌
M 24 ♉	S 24 ♋	D 24 ♌
D 25 ♊	S 25 ♋	M 25 ♍
F 26 ♊	M 26 ♋	D 26 ♍
S 27 ♊	D 27 ♌	F 27 ♍ ● 10.50
S 28 ♋	M 28 ♌	S 28 ♎
M 29 ♋	D 29 ♍ ● 00.05	S 29 ♎
D 30 ♌ ● 12.07	F 30 ♍	M 30 ♏
M 31 ♌	S 31 ♎	

Oktober	November	Dezember
D 1 ♏	F 1 ♑	S 1 ♒ ◑
M 2 ♐	S 2 ♒ ◑	M 2 ♓
D 3 ♐	S 3 ♒	D 3 ♓
F 4 ♑ ◑	M 4 ♒	M 4 ♈
S 5 ♑	D 5 ♓	D 5 ♈
S 6 ♒	M 6 ♓	F 6 ♉
M 7 ♒	D 7 ♈	S 7 ♉
D 8 ♓	F 8 ♈	S 8 ♉
M 9 ♓	S 9 ♉	M 9 ♊ ○ 23.40
D 10 ♓	S 10 ♉ ○ 04.31	D 10 ♊
F 11 ♈ ○ 11.50	M 11 ♉	M 11 ♊
S 12 ♈	D 12 ♊	D 12 ♋
S 13 ♉	M 13 ♊	F 13 ♋
M 14 ♉	D 14 ♋	S 14 ♌
D 15 ♊	F 15 ♋	S 15 ♌
M 16 ♊	S 16 ♋	M 16 ♍
D 17 ♊	S 17 ♌	D 17 ♍
F 18 ♋	M 18 ♌ ◐	M 18 ♍ ◐
S 19 ♋ ◐	D 19 ♍	D 19 ♎
S 20 ♌	M 20 ♍	F 20 ♎
M 21 ♌	D 21 ♎	S 21 ♏
D 22 ♌	F 22 ♎	S 22 ♏
M 23 ♍	S 23 ♎	M 23 ♐
D 24 ♍	S 24 ♏	D 24 ♐ ● 18.32
F 25 ♎	M 25 ♏ ● 07.46	M 25 ♑
S 26 ♎ ● 21.15	D 26 ♐	D 26 ♑
S 27 ♏	M 27 ♐	F 27 ♒
M 28 ♏	D 28 ♑	S 28 ♒
D 29 ♐	F 29 ♑	S 29 ♓
M 30 ♐	S 30 ♒	M 30 ♓
D 31 ♑		D 31 ♈ ◑

2031 – 1. Halbjahr

Januar	Februar	März
M 1 ♈	S 1 ♊	S 1 ♊ ◑
D 2 ♈	S 2 ♊	S 2 ♊
F 3 ♉	M 3 ♊	M 3 ♋
S 4 ♉	D 4 ♋	D 4 ♋
S 5 ♊	M 5 ♋	M 5 ♋
M 6 ♊	D 6 ♋	D 6 ♌
D 7 ♊	F 7 ♌ ○ 13.42	F 7 ♌
M 8 ♋ ○ 19.24	S 8 ♌	S 8 ♍
D 9 ♋	S 9 ♍	S 9 ♍ ○ 05.27
F 10 ♌	M 10 ♍	M 10 ♍
S 11 ♌	D 11 ♎	D 11 ♎
S 12 ♌	M 12 ♎	M 12 ♎
M 13 ♍	D 13 ♎	D 13 ♏
D 14 ♍	F 14 ♏ ◐	F 14 ♏
M 15 ♎	S 15 ♏	S 15 ♐
D 16 ♎ ◐	S 16 ♐	S 16 ♐ ◐
F 17 ♏	M 17 ♐	M 17 ♑
S 18 ♏	D 18 ♑	D 18 ♑
S 19 ♐	M 19 ♑	M 19 ♒
M 20 ♐	D 20 ♒	D 20 ♒
D 21 ♐	F 21 ♒ ● 16.51	F 21 ♓
M 22 ♑	S 22 ♓	S 22 ♓
D 23 ♑ ● 05.31	S 23 ♓	S 23 ♓ ● 04.51
F 24 ♒	M 24 ♈	M 24 ♈
S 25 ♒	D 25 ♈	D 25 ♈
S 26 ♓	M 26 ♉	M 26 ♉
M 27 ♓	D 27 ♉	D 27 ♉
D 28 ♈	F 28 ♉	F 28 ♊
M 29 ♈		S 29 ♊
D 30 ♉ ◑		S 30 ♊
F 31 ♉		M 31 ♋ ◑

April	Mai	Juni
D 1 ♋	D 1 ♌	S 1 ♎
M 2 ♌	F 2 ♍	M 2 ♎
D 3 ♌	S 3 ♍	D 3 ♏
F 4 ♌	S 4 ♎	M 4 ♏
S 5 ♍	M 5 ♎	D 5 ♐ ○ 12.56
S 6 ♍	D 6 ♎	F 6 ♐
M 7 ♎ ○ 18.18	M 7 ♏ ○ 04.39	S 7 ♑
D 8 ♎	D 8 ♏	S 8 ♑
M 9 ♏	F 9 ♐	M 9 ♒
D 10 ♏	S 10 ♐	D 10 ♒
F 11 ♐	S 11 ♑	M 11 ♓
S 12 ♐	M 12 ♑	D 12 ♓ ☾
S 13 ♑	D 13 ♒ ☾	F 13 ♈
M 14 ♑ ☾	M 14 ♒	S 14 ♈
D 15 ♒	D 15 ♓	S 15 ♈
M 16 ♒	F 16 ♓	M 16 ♉
D 17 ♒	S 17 ♈	D 17 ♉
F 18 ♓	S 18 ♈	M 18 ♊
S 19 ♓	M 19 ♉	D 19 ♊ ● 23.24
S 20 ♈	D 20 ♉	F 20 ♊
M 21 ♈ ● 18.00	M 21 ♉ ● 08.19	S 21 ♋
D 22 ♉	D 22 ♊	S 22 ♋
M 23 ♉	F 23 ♊	M 23 ♌
D 24 ♉	S 24 ♋	D 24 ♌
F 25 ♊	S 25 ♋	M 25 ♌
S 26 ♊	M 26 ♋	D 26 ♍
S 27 ♋	D 27 ♌	F 27 ♍
M 28 ♋	M 28 ♌	S 28 ♎ ☽
D 29 ♋ ☽	D 29 ♍ ☽	S 29 ♎
M 30 ♌	F 30 ♍	M 30 ♏
	S 31 ♍	

2031 – 2. Halbjahr

Juli	August	September
D 1 ♏	F 1 ♑	M 1 ♓ ○ 10.23
M 2 ♐	S 2 ♑	D 2 ♓
D 3 ♐	S 3 ♒ ○ 02.44	M 3 ♈
F 4 ♑ ○ 20.01	M 4 ♒	D 4 ♈
S 5 ♑	D 5 ♓	F 5 ♈
S 6 ♒	M 6 ♓	S 6 ♉
M 7 ♒	D 7 ♈	S 7 ♉
D 8 ♓	F 8 ♈	M 8 ♊ ◐
M 9 ♓	S 9 ♉	D 9 ♊
D 10 ♓	S 10 ♉ ◐	M 10 ♋
F 11 ♈ ◐	M 11 ♉	D 11 ♋
S 12 ♈	D 12 ♊	F 12 ♋
S 13 ♉	M 13 ♊	S 13 ♌
M 14 ♉	D 14 ♋	S 14 ♌
D 15 ♊	F 15 ♋	M 15 ♍
M 16 ♊	S 16 ♋	D 16 ♍ ● 19.44
D 17 ♊	S 17 ♌	M 17 ♍
F 18 ♋	M 18 ♌ ● 05.30	D 18 ♎
S 19 ♋ ● 14.39	D 19 ♍	F 19 ♎
S 20 ♌	M 20 ♍	S 20 ♏
M 21 ♌	D 21 ♍	S 21 ♏
D 22 ♌	F 22 ♎	M 22 ♐
M 23 ♍	S 23 ♎	D 23 ♐
D 24 ♍	S 24 ♏	M 24 ♐ ◑
F 25 ♎	M 25 ♏ ◑	D 25 ♑
S 26 ♎	D 26 ♐	F 26 ♑
S 27 ♎ ◑	M 27 ♐	S 27 ♒
M 28 ♏	D 28 ♑	S 28 ♒
D 29 ♏	F 29 ♑	M 29 ♓
M 30 ♐	S 30 ♒	D 30 ♓ ○ 20.00
D 31 ♐	S 31 ♒	

Oktober	November	Dezember
M 1 ♈	S 1 ♉	M 1 ♋
D 2 ♈	S 2 ♊	D 2 ♋
F 3 ♉	M 3 ♊	M 3 ♋
S 4 ♉	D 4 ♋	D 4 ♌
S 5 ♊	M 5 ♋	F 5 ♌
M 6 ♊	D 6 ♋	S 6 ♍
D 7 ♊	F 7 ♌ ◑	S 7 ♍ ◐
M 8 ♋ ◐	S 8 ♌	M 8 ♍
D 9 ♋	S 9 ♍	D 9 ♎
F 10 ♌	M 10 ♍	M 10 ♎
S 11 ♌	D 11 ♍	D 11 ♏
S 12 ♌	M 12 ♎	F 12 ♏
M 13 ♍	D 13 ♎	S 13 ♐
D 14 ♍	F 14 ♏ ● 22.08	S 14 ♐ ● 10.04
M 15 ♎	S 15 ♏	M 15 ♑
D 16 ♎ ● 09.17	S 16 ♐	D 16 ♑
F 17 ♏	M 17 ♐	M 17 ♒
S 18 ♏	D 18 ♑	D 18 ♒
S 19 ♏	M 19 ♑	F 19 ♓
M 20 ♐	D 20 ♒	S 20 ♓
D 21 ♐	F 21 ♒ ◑	S 21 ♓ ◑
M 22 ♑	S 22 ♓	M 22 ♈
D 23 ♑ ◑	S 23 ♓	D 23 ♈
F 24 ♒	M 24 ♈	M 24 ♉
S 25 ♒	D 25 ♈	D 25 ♉
S 26 ♓	M 26 ♈	F 26 ♊
M 27 ♓	D 27 ♉	S 27 ♊
D 28 ♈	F 28 ♉	S 28 ♋ ○ 18.34
M 29 ♈	S 29 ♊ ○ 00.18	M 29 ♋
D 30 ♉ ○ 08.36	S 30 ♊	D 30 ♋
F 31 ♉		M 31 ♌